中文翻译版

肠道感受
肠-脑互动异常及其医患关系

Gut Feelings
Disorders of Gut-Brain Interaction and the Patient-Doctor Relationship

主编 〔美〕D. A. 德罗斯曼（Douglas A. Drossman）
　　　〔美〕J. 拉迪（Johannah Ruddy）
主审 方秀才
主译 李晓青　任渝棠

科学出版社
北　京

图字：01-2021-3868 号

内 容 简 介

　　本书从理解生物－心理－社会模式、肠－脑轴、肠－脑互动异常的概念入手，描述了肠－脑互动异常的主要疾病，如何进行诊断和治疗，在治疗方面不仅倡导以胃肠道为靶点的经典药物治疗，还倡导适当使用神经调节剂及行为治疗或心理治疗。从医生和患者两个不同角色阐述了如何运用沟通技巧优化医患关系，以实现医患双方满意和诊疗目标。

　　本书为医生提供了诊治肠－脑互动异常疾病的指南，也为患者和家属提供了积极面对疾病的指导。

图书在版编目（CIP）数据

　　肠道感受：肠－脑互动异常及其医患关系/(美)D.A.德罗斯斯曼(Douglas A. Drossman), (美) J. 拉迪(Johannah Ruddy) 主编；李晓青，任渝棠主译. —北京：科学出版社，2022.8

　　书名原文: Gut Feelings: Disorders of Gut-Brain Interaction and the Patient-Doctor Relationship

　　ISBN 978-7-03-072892-0

　　Ⅰ.①肠… Ⅱ.①D… ②J… ③李… ④任… Ⅲ.①功能性疾病－胃肠病学－诊疗 Ⅳ.①R57

　　中国版本图书馆CIP数据核字(2022)第150871号

责任编辑：丁慧颖 / 责任校对：张小霞
责任印制：赵 博 / 封面设计：吴朝洪

科学出版社 出版
北京东黄城根北街 16 号
邮政编码：100717
http://www.sciencep.com

天津市新科印刷有限公司 印刷
科学出版社发行　各地新华书店经销

*

2022年8月第 一 版　开本：720×1000　1/16
2022年8月第一次印刷　印张：11 1/2
字数：230 000
定价：80.00元
（如有印装质量问题，我社负责调换）

本书献给 George Engel
他创建了生物 – 心理 – 社会模式

献给罗马基金会的全体委员
他们的使命是 "改善肠 – 脑互动异常患者的生活"

献给我们的家人 Debbie Drossman 和 Bryan Ruddy
他们支持我们创作了这本书

| 致　　谢 |

　　我们要感谢 Corinna Fales 的眼光和编辑技巧，为我们带来了这部作品。和她一起工作是一件愉快的事。我们还要感谢 Corinna Fales 提供的技术支持和行政协助，Jerry Schoendorf 提供了平面插画支持，Julie Allred 也在撰写本书的过程中提供了帮助。最重要的是，我们要感谢罗马基金会董事会和委员们，他们致力于培训医生，提升对肠－脑互动异常患者的临床诊疗能力。我们还要感谢罗马基金会研究所支持高质量的研究来推动肠－脑互动异常领域的发展。

《肠道感受：肠－脑互动异常及其医患关系》
翻译人员

主　审　方秀才
主　译　李晓青　任渝棠
译校者（按姓氏汉语拼音排序）

陈　洋　北京协和医院消化内科
樊文娟　华中科技大学同济医学院附属同济医院消化内科
方秀才　北京协和医院消化内科
郭晓娟　北京清华长庚医院消化内科
李佳宁　北京协和医院消化内科
李晓青　北京协和医院消化内科
任渝棠　北京清华长庚医院消化内科
汤玉蓉　江苏省人民医院消化内科
汪　欢　华中科技大学同济医学院附属协和医院消化内科
王瑞峰　北京清华长庚医院消化内科
王小兵　哈尔滨医科大学附属第一医院消化内科
向雪莲　华中科技大学同济医学院附属协和医院消化内科
张凌云　天津医科大学总医院消化内科
张艳丽　中日友好医院消化内科
赵　威　天津医科大学总医院消化内科

| DOUGLAS A. DROSSMAN，医学博士 |

北卡罗来纳大学教堂山分校医学与精神病学名誉教授
罗马基金会名誉主席和执行主席
生物－心理－社会诊疗教育与实践中心（Drossman 医疗中心）及 Drossman 胃肠病中心主席

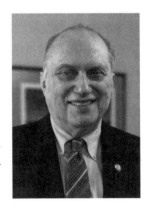

Drossman 教授精通胃肠病学及精神病学，是北卡罗来纳大学功能性胃肠病和动力障碍性疾病中心的创始人及主任。他是国际公认的肠－脑互动异常（disorders of gut-brain interaction，DGBI）及沟通技巧培训领域的科学家、医学家及教育家。他撰写了 500 余篇同行评议的科学论文，出版了 15 部著作，获得多项美国联邦研究基金资助。他是罗马基金会的创始人、前任主席及现任执行主席（chief operating officer，COO）。作为 Drossman 医疗中心的主席，他在沟通技巧方面制作了大量教学视频，并开设研讨班及培训项目。他是国际公认的胃肠病学专家，诊治了大量疑难的肠－脑互动异常患者。

| JOHANNAH RUDDY，教育学硕士 |

罗马基金会常务主任
生物 - 心理 - 社会医疗中心（Drossman 医疗中心）
财务秘书

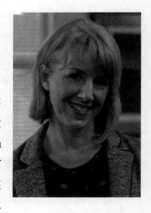

Ruddy 女士是一位患者，也是一位有教育学背景和非营利组织管理工作经历的患者权益支持者。作为罗马基金会常务主任，她负责协调和运作教育项目。在 Drossman 医疗中心的工作中，她协助举办以患者为中心的治疗研讨班，在沟通技巧培训视频中模拟患者角色。她生动地讲述了自己的经历，在教育医生的同时激发患者自我激励并承担治疗责任。在这方面，她在社交媒体中的影响力得到了广泛认可。她在学术期刊上发表了 4 篇同行评议文章，内容涉及患者宣传和在医学教育中患者视角的重要性。

| 中 译 本 序 |

我很荣幸能读到由李晓青和任渝棠主译的《肠道感受：肠－脑互动异常及其医患关系》一书。这是一本献给消化专业及非消化专业医生、患者和家属的书，非常值得一读。

现今，人们逐渐能接受生物－心理－社会的医学模式。对于那些因消化道各种不适症状就诊的患者，当检查没有发现结构异常的器质性疾病时，不再认为他们没有病，而是有功能性胃肠病，属于肠－脑互动异常。近 20 多年来，在我国越来越多的同仁通过学习和实践，按照功能性胃肠病罗马诊断标准，使为数不少的患者得到确切的诊断和治疗。

当患者存在肠－脑互动异常时，如何能恢复正常的肠－脑互动，这正是人们需要深入探索的问题。医者需设身处地感受患者的疾苦，建立信任的医患互动关系。肠－脑有互动、呼应的关联，肠道的神经网络与大脑中枢神经有直接的联系。照顾好自己的消化道和情绪，促使肠－脑正常互动，有助于缓解病痛。身体本身有强大的纠偏机制，通过教育，让患者和家属参与治疗，最终能使患者真正获益，这正是该书作者的初衷。

该书的作者 Drossman 教授，一直是功能性胃肠病研究领域的引路人。与他以往的诸多专著所不同的是，他与 Ruddy 合作撰写了此书。Ruddy 是教育家，又是患者，她以自己亲身的痛苦经历、诊治过程，深刻地说出患者的感受，有力地作为患者的代言人。该书从医者和患者两个视角展开对话，以患者为中心，更能有效地启动医患共同商议和面对疾病。

为了便于读者进一步理解，该书作者介绍了生物－心理－社会模式、肠－脑互动异常的发展及有关概念；回顾了肠－脑互动异常如何产生及诊治；着重讨论如何提高沟通技巧和优化医患关系，为医生提供诊治肠－脑互动异常的指南等。

再次感谢该书作者的奉献，感谢译者们的辛勤劳动，把该书介绍给中国的读者，深信不仅医者受益，患者和家属均会受益，帮助患者及其家属走出困境，积极面对生活。

柯美云

2022 年 8 月

| 原 书 序 一 |

20 多年前，当我还是加州大学洛杉矶分校的一名初级教员时，就参加了 Drossman 教授主持的一次研讨会上的小组讨论，讨论聚焦于医患关系在肠易激综合征患者管理中的重要性。这是我第一次接触 Drossman 教授关于医生和患者沟通的最佳方式和他富有思想性、洞察力的方法。我发现自己对这个话题有很多想法和建议。一两天后，Drossman 教授的助理在会议上偶然遇到我，他看出我对学习建立治疗性医患关系非常感兴趣，就建议我到北卡罗来纳州来看看。我接受了他的邀请，拜访并看望了他的患者。正是在那里，我真正学会了如何积极地倾听，深思后提出相关问题，理解和欣赏患者的经历及观点，认识到持续医疗和支持强化的重要性，并保持耐心。Drossman 教授教我用生物‐心理‐社会模式的方法来研究肠‐脑互动异常（DGBI）。他娴熟地与患者交谈，向患者解释复杂的生物学过程，使患者理解这个过程，与患者协商治疗计划并达成一致，整个过程赋予患者自主权，这种方式对我很有启发。从那以后，他就一直是我的导师。我们一起撰写优化医患关系的论文，召开沟通技巧研讨会，并在罗马基金会一起工作。我将永远感谢他给予我的慷慨指导和培训，以使我能更有效地诊疗患者。随后，我也能够培训学生、学员和其他医生如何更加熟练地与患者沟通，以改善治疗结局和满意度。我总是告诉人们，Drossman 教授教会了我如何诊疗患者。

Drossman 教授和 Ruddy 女士建立了协作伙伴关系，教育患者及医务工作者了解 DGBI 中医患各自的观点，以及如何成功建立和培养治疗性的医患关系。Ruddy 女士勇敢地讲述了她的病史和作为一名患者所忍受的负面经历，她还分享了自己是如何了解肠易激综合征、如何控制症状的，最重要的是，她发现自己能够有感而言并勇于表达自己。Drossman 教授巧妙地解释了医生改善医患关系、提供以患者为中心的诊疗的十种方法。他们一起提供了可解释 DGBI 病因及症状的科学证据，也分享了患者和医生应该知道的，并在诊疗患者时使其伙伴关系最大化的经验。他们所著的书为患者、医务工作者及公众提供了丰富的信息资源。我相信您读这本书时会感到茅塞顿开，就像我多年前拜访 Drossman 教授时的感受一样。

Lin Chang，MD
加州大学洛杉矶分校大卫·格芬医学院
Vatche 和 Tamar Manoukian 消化内科副主任
加州大学洛杉矶分校消化内科专科医师培训项目主任
G. Oppenheimer 应激与适应神经生物学中心副主任
于美国加利福尼亚州洛杉矶

李佳宁　翻译
李晓青　任渝棠　审校

｜原 书 序 二｜

随着医疗技术的不断创新，医学实践的迅速发展，诊断更加准确，治疗方法不断迭代，但也对医生提出了新的技能要求，并深刻改变了医患关系。如今，电脑占据了患者与医生之间的空间，应用程序监测健康参数，网站提供健康、疾病及治疗的相关信息。这些创新手段得以广泛应用主要是由于医生及其他医务工作者的时间压力越来越大，而用于医患互动的时间大幅减少。尽管医疗支出在过去几十年中增长了 20 多倍，但平均就诊时间却下降了近 75%。这些数字可能会给人留下这样的印象：患者与医生的直接互动已经不那么重要了。从技术驱动的角度来看，医学体现于检查报告的数字与图像中，除此之外的任何东西似乎都是多余的。

然而，有充分证据表明，情况恰恰相反：医生与患者之间的有效沟通仍是疾病诊疗的基石。尽管医疗技术与广泛的医学知识奠定了诊断的准确性和治疗计划的证据基础，但有效的沟通确保了患者在医疗过程中的信任感和参与感，无论是在短期还是长期层面。沟通也为接受治疗的副作用或不太满意的结果提供了基础。对于医生而言，与患者良好沟通也有益处，它能提高工作满意度和预防职业倦怠。

在缺乏客观检测手段进行诊断的疾病中，如肠 - 脑互动异常（以前称为功能性胃肠病），有效医患沟通的作用显得尤为重要。在缺乏诊断标志物的情况下，我们通过一系列症状（罗马标准）来定义诊断。识别症状模式及明确诊断完全基于良好的病史采集，而实现这一点取决于良好的医患关系。此外，有充分的证据表明，在沟通诊断后，医患互动的质量是取得长期良好临床结局的决定因素。

在《肠道感受：肠 - 脑互动异常及其医患关系》这本书中，两位杰出的专家从医患关系的两端出发，以他们的个人经验和知识为基础，表达了他们对于以患者为中心治疗的观点。他们以肠 - 脑互动异常为框架，描述了良好医患沟通的关键作用。罗马基金会常务主任 Johannah Ruddy 在该书中撰写了患者视角的内容。罗马基金会是一个独立的非营利性组织，其使命是改善肠 - 脑互动异常患者的生活。基金会的职能聚焦于患者利益，使得 Johannah Ruddy 女士能在较权威和特殊的位置反映患者的观点。从该书中她的坦率言辞可以看出，她亲身经历了因一系列恼人的慢性腹部症状就诊时冷漠的医患互动所带来的伤害。在遇到 Drossman

教授后，她与医疗界打交道的广泛负面体验发生了戏剧性的转变。从此，她的病耻感减轻了，她知道她的症状被认真对待，并参与了高质量的医患互动。这些帮助她控制了困扰她十年的腹部症状。

罗马基金会的创始人 Drossman 教授撰写了该书的医生部分。他将肠－脑互动异常赋予相关的临床概念，而旧观点认为这些是"想象的"或"不值得治疗的"。在他的指导下，罗马基金会发表了诊断标准，并对这类疾病的概念以及如何在临床实践中诊断和管理做出了非常重要的贡献。他还在书中描述了肠－脑互动异常的主要疾病，以及如何进行诊断及治疗。罗马基金会不仅倡导以胃肠道为靶点的经典药物治疗，还提倡适当使用神经调节剂及进行相应的行为或心理治疗。

虽然该书的重点在于肠－脑互动异常，但其内容与广义的医学相关。医学中沟通质量的重要性不仅限于胃肠病学领域。因此，有关如何运用沟通技巧优化患者－医生关系（进一步扩展至患者－医务工作者关系）的章节，医疗系统中的每个人都会对此感兴趣。这些建议与学习要点不仅涉及语言交流，还涉及医患互动的非语言方面。最后介绍了日常练习的 14 个行动要点。该书还指导患者如何表达自己，以及患者可以做什么来最大限度地利用与医务人员之间的交流。

我希望医患交流在非技术层面能更容易、更顺畅。对于希望提高医疗质量和结局的医生及患者来说，该书将成为不可或缺的手册。我为作者精彩的、让人印象深刻的著作鼓掌，希望您也能收获愉快而丰富的阅读体验。

Jan Tack，MD，PhD

罗马基金会主席

胃肠和肝脏疾病科主任

比利时鲁汶大学医学院教授

李佳宁　翻译

李晓青　任渝棠　审校

| 原书前言一 |

撰写这本书是件多么愉快的事啊！这是我几十年来学习、教学和诊治患者生涯的顶点。当我回首往事时，很难看到这些看似完全不同的生活经历（当时我既没有预料到，也没有完全理解），它们是如何以它们的方式走到一起的。

我一直想成为一名医生，也许是受我的教育经历和父母的影响。我从来不知道我父亲也想当一名医生，但因为在大萧条时期他不得不养家糊口，所以他没有这样的机会。我怀疑他在无意中影响了我的职业选择。

我在结束了越南战争时期的住院医师阶段后，作为一名内科医生进入空军服役，见到了许多短暂访视的患者。我开始意识到，患者向我传达的症状往往与 X 线片和实验室检查结果无关。现实中，我知道我的很多医学训练并不那么符合实际，我便开始了"兼职"——业余时间在一家妇女健康诊所工作，在那里我对肛门直肠和盆底结构及其功能障碍有了深入的了解。那段临床经历影响了我对直肠和盆腔疼痛综合征及便秘的认识，并将其带到了我未来的胃肠病学工作中。

在空军服役期间，我听说了纽约州罗切斯特的 George Engel 教授，他很快成了我的导师。他创造了"生物－心理－社会模式"这一概念，这成了我职业生涯的推动力。Engel 教授是一名内科医生，同时也是精神分析师，他设立了一个培训项目，教授当时称之为"心身医学"的课程。我越来越关注到症状与医学发现之间的脱节，这促使我参加了他的项目。此外，他还是一名医学访谈大师。记得他曾根据患者报告的疼痛评分诊断出了后来被证实的丘脑肿瘤。我猜他超过了电视剧中的"豪斯医生"。和他一起学习的经历提升和拓展了我的访谈技巧，提高了我获取医学与生物－心理－社会资料的能力。他还帮助我以完全不同的方式理解患者的内心世界和患病经历。我现在明白了为什么客观的医学检查不足以解释患者的症状。

1976 年我在北卡罗来纳大学开始接受消化专科培训，我和我的患者一起运用了这个新理念，我相信这使得我与同年资医生有不同的经历。我记得在进行内镜检查前访视患者，并成功预测了哪些患者会发现溃疡，哪些患者的检查结果是阴性的。与其他同年资医生相似，我很喜欢学习器质性疾病，如消化性溃疡（在发现幽门螺杆菌和抑酸药出现之前）和炎症性肠病的相关知识。然而我被功能性胃肠病这个似乎没有人理解或关心的领域所吸引。这些疾病成为我对大脑与肠道之间的联系产生兴趣的焦点。

在北卡罗来纳大学的早期学术生涯中，我遇到了我的第二位导师，消化内科的主任 Don Powell。虽然他不完全理解为什么我对功能性胃肠病会产生如此浓厚的兴趣，但他教会我如何写文章和教学。一个关键时刻——《胃肠病学》期刊开创新的教学模块时，编辑邀请 Don 撰写一篇评论文章。Don 邀请我合著，我选择了肠易激综合征（irritable bowel syndrome，IBS）这个话题。1977 年发表的那篇文章是胃肠病学领域的第一篇关于生物－心理－社会模式的文章。它将 IBS 的临床特征、动力及社会心理等方面纳入综述。这篇文章广为流传并深受好评，它促使我将功能性胃肠病作为我的职业选择。

Don 还教授我如何把我的想法付诸研究中。许多研究者接受过流行病学或基础科学方面的培训，然后试图将这些知识应用于研究中。而 Don 教我用不同的方式做事。首先，我要深入研究我从患者身上学到的东西。根据这些信息，提出自己的研究问题，然后回答这些问题的工具将随之而来。通过这种方法，我得以在创新研究领域获得美国国立卫生研究院（National Institutes of Health，NIH）的资助。我试图去解释为什么有些人说 IBS 患者"疯了"，而另一些人认为这些患者有"真正"的症状。我很幸运，当我第一次尝试研究看过医生的 IBS 患者、从未看过医生的 IBS 患者和健康受试者时获得了 NIH 的资助。这是了解应激和心理社会因素对生病体验影响的完美模型。研究表明，这些因素本身并不是 IBS 的一部分，但它们会使症状恶化并促使患者寻求医疗帮助。所以，IBS 患者"疯了"的概念被揭穿；相反，应激因素会影响症状的严重程度、患者行为及就医决定。我的访谈技巧帮助我了解到，很多有慢性消化道症状的女性患者有早期受虐待史或创伤史，但她们从未告诉自己的医生。随后，我的一项 NIH 资助的调查结果表明，消化科门诊就诊的女性中多达一半有受虐待史。此外，药物滥用现象对消化道健康及临床结局有严重不良影响。虐待与消化道疼痛之间的关系随后在我们的脑成像研究中得到证实。我们还认识到，受虐待史并不像一些人想象的那样导致这些疾病，但会影响患者的生病体验及应对方式。现在，找到治疗方法变得越来越重要。我很幸运得到了 NIH 的一笔拨款，用于研究认知行为疗法和地昔帕明（一种神经调节剂）治疗 IBS 的益处。在当时还没有通过问卷的形式来衡量病感对症状严重程度和生活质量的影响，进行这类研究是非常困难的。因此，我的研究小组开发并验证了许多至今仍在使用的调查问卷。

对这类疾病的科学认识使我逐渐醒悟，传统方法未能把握其对患者健康的负面影响，治疗这类患者的医生也感到不满意，这促使我寻求同事的帮助，试图去解决这些问题。20 世纪 80 年代末，一群志同道合的临床医生和科学家，包括

William Whitehead、W. Grant Thompson、Enrico Corazziari 和 Nick Talley，组成了美国胃肠病学协会的功能性脑－肠研究小组，推动了功能性胃肠病的教育项目，并支持该领域的研究。不久之后，1990 年，该小组合并成立了罗马基金会，制定诊断标准及指南，进一步研究这些患者。我们为推动功能性胃肠病的发展做出了贡献，最近将其名称改为肠－脑互动异常，使其更容易被患者及临床医生接受。在此我要感谢我的妻子 Debbie，是她支持我在这一工作中不断努力，并在我首次撰写罗马系列书籍时给了我很大的影响。

随着研究的开展，我的临床兴趣点落在如何更好地理解患者并与之良好地沟通。20 世纪 90 年代中期，我的朋友兼同事 Mack Lipkin 成立了美国医师和患者学会（American Academy on Physician and Patient，AAPP），这一组织现更名为健康医疗沟通交流学会（Academy of Communication in Heath Care），我作为教员导师加入其中。该团体融入了很多 George Engel 关于访谈的教学内容，以及 Carl Rogers 关于人际关系技巧的指导。Rogers 博士的人本主义思想影响了心理治疗（以客户为中心的治疗）、教学（以学生为中心的学习）和临床实践（以患者为中心的医疗）。在这个项目中，我学会了如何在团队合作中应用 Mack 的引导技巧，这也为我未来的培训项目提供了指导。我还与 Dennis Novack 成了亲密的朋友，向他和 Tony Suchman、Penny Williamson 等其他老师学习。他们所有人都在这一新兴医疗及教育领域脱颖而出。所有这些经历让我大开眼界，在我的职业生涯中，我一直向临床医生和医学项目的教员传授这些技巧。

我将这项工作引入胃肠病学领域，就沟通技巧开展讲座，举办研讨会。我还成立了生物－心理－社会医疗中心（Drossman 医疗中心）。为惠及更多大众，Drossman 医疗中心制作了很多教学视频，目前被罗马基金会及很多团体使用。

把我所有的工作结合在一起的最后一个因素是与本书的共同作者 Johannah Ruddy 合作。Johannah 于 2017 年来到罗马基金会担任常务主任。正如本书中提到的，Johannah 本身是一名患者，同时还是一名患者权益支持者。我们的专业医疗学会通过积极地引入患者观点，极大地提高了我在培训医生沟通技能方面的教育水平。Johannah 生动地分享她的经历，在教育医生的同时鼓励患者自我激励并承担治疗责任。她还帮助我以前所未有的深度理解患者的想法。最后，我们的合作使我们共同努力，以一种能够增加患者体验水平的方式提供患者教育。这一合作关系丰富了本书的内容。

我们为患者及医生创造了一种学习体验。以下几方面使本书与众不同：

• 对生物－心理－社会模式，脑－肠轴和肠－脑互动异常的历史、哲学和科学基础的概念性理解。

• 在罗马基金会的指导下，全面回顾了肠－脑互动异常的定义、病理生理（疾病是如何产生的）、诊断及治疗。

- 系统阐述了如何提高沟通技巧和优化医患关系。
- 为医生提供了诊断和治疗肠－脑互动异常的指南。
- 提供了美国和国际上治疗肠－脑互动异常顶级临床中心的清单。
- 提升了学习体验：

—提供本书硬盘拷贝和在线网络版本（此为英文版中提供——译者注）；

—增加了书中信息的视频链接（中文翻译版中只提供 2 个视频，见本书 75 页和 90 页——译者注）；

—提供了综合专业术语；

—附录中列出了肠－脑互动异常罗马Ⅳ诊断标准；

—提供了同行评议出版物的最新参考目录。

我希望您能体验到这本书内容丰富且有意义！

Douglas A. Drossman，MD

李佳宁　翻译

李晓青　任渝棠　审校

| 原书前言二 |

我还是个小女孩的时候，就能在任何情境下迅速成为"助人小能手"。我最早的记忆是与母亲和祖母一起在厨房忙碌，为家人烘焙和烹饪，或者帮助洗衣服、打扫房间和做其他家务。高中时我被评为"最助人为乐学生"，大学时我以志愿者的身份在整个社区服务。因此，我爱上了非营利性工作和教育，这对任何人来说都不奇怪。我既找到了心灵的归宿，又获得了给予他人帮助、给世界带来积极影响的机会。随着我在事业、非营利性管理和教育方面的不断成长，我找到了回馈和帮助我所服务对象的新方法。

在每一份工作中，我都有机会超越自我的角色。我喜欢有机会找到别人的需求并满足他们。这已经融入我作为一个人、一个女人、一个妻子和一个母亲的身份，成了我生命中的核心价值观。

我的背景为我现在找到自己的职位奠定了基础。作为罗马基金会的常务主任和胃肠道疾病患者权益支持者，我在一个独特的位置上以不同方式聆听患者的声音。作为一名胃肠病患者，我与诸多患者将健康旅程中遇到的很多情绪和境遇独特地联系起来。基于这一点，我找到了一个不同于以往的平台。尽管我曾与患有心脏疾病、癌症和肌肉萎缩的患者，或面对流离失所、监禁或毒瘾问题的家庭一起很好地工作过，但我从未亲身经历这些问题。我试图给予的帮助是从外面往里面看，希望我的工作能产生一定影响。

但这一次不同，它是我个人的、原始的、未经修饰的且真实的故事。你在这本书中读到的一切我都亲身经历过。现在我可以用一种有意义的方式和你们交谈，是患者对患者或患者对医生的方式。

过去十年的健康旅程中，我学到了很多医疗健康系统中如何看待慢性功能性疾病患者的知识。我看到了这些知识在延续肠－脑互动异常（如IBS）所带来的真实病耻感中所起到的作用，以及这些方面对患者生活质量的影响。自与罗马基金会及Drossman医疗中心合作以来，我能够更好地理解患者诊疗的二元论模式在这些患者不当管理中所起的作用。我可以看到患者是如何在他们的医疗护理过程中发挥积极作用，找到他们需要的症状管理策略，以恢复对自身健康的管控并过上更好的生活。

每天我都通过电子邮件或社交媒体收到患者的来信。他们讲述自己的慢性病故事，他们对这个让他们破产、绝望而又无法给出答案的医疗体系感到沮丧。我也从医生那里听到，他们对这个不允许他们以有意义的方式诊疗患者的体系感到失望。目前的医疗体系对医生的要求是花更多时间在管理事务上，而不是花更多时间来直接诊疗患者，这让他们变得疲劳，很多人感到精疲力竭。非常荣幸我能够成为患者和临床医生的共鸣板，成为一种资源，提供希望和支持。

所有这些都表明，目前的医疗服务模式已近崩溃，患者和医生都无法从中获益。但目前的情况很可能在我们有生之年都不会好转，那么我们还能做些什么来改善结果呢？您将会读到 Drossman 教授和我从两个独特的角度给出的建议，所以我就不剧透啦！我会在这里给您一点建议，从生物 - 心理 - 社会角度管理这些疾病，患者和临床医生通过努力提升沟通技巧，共同参与诊疗工作，以改善临床结局。

这让我想到了我的合著者 Drossman 教授。如果您曾有幸见过 Drossman 教授，您很可能会这样描述他：一个有点安静、善用讽喻又轻声细语的人。他会很快与您分享他最近在看的最新英国连续剧的想法，或一个以粪便为主题的幽默的双关语。与他如此密切的合作中，我发现他还是一名良师益友。2017 年当我第一次见到 Drossman 教授时，我就被他专业领域的丰富知识、研究及发表文章的精彩履历，以及他建立罗马基金会和 Drossman 医疗中心的魄力所倾倒。我发现自己能够立即从他那里学到肠 - 脑互动异常的知识，以及沟通技巧对医学实践的重要性。以我的非营利性健康工作和教育背景来看，非常敬佩他毕生致力于为该领域及患者造福。

2019 年我们开始讨论是否需要这样一本患者手册，内容涵盖肠–脑互动异常、沟通技巧、自我宣传及患者和医生不同但又同样重要的角色。我还从患者那里听说，他们非常希望获取简便易得又通俗易懂的相关科学知识和循证医学教育。于是我们决定写一本书满足这一需求，这本书既针对患者又针对医生。然而，由于我们的日程繁忙，我们并不知道什么时候可以完成这个目标。谁也没有料到的是，2020 年因为全球新型冠状病毒肺炎疫情，原本填满我们日程的国际会议都被取消了，突然之间自己有了一段时间来写这本书。

写这本书对我们任何一个人来说都不是一件容易的事，是花费很多时间、努力、精力和情感后的结果。我们希望它能为每一位读者提供教育、支持和鼓励，这些都是患有慢性病的患者所需要的。我永远感谢 Drossman 教授推动我与他一起完成这本书，鼓励我深入挖掘并分享我生活和生病过程中的个人经历和情感体验，给予他人帮助。讲述脆弱、分享生活中痛苦的部分并不是一个容易的过程。不过，在这个过程中，我体会到了一种被治愈的感觉，我希望自己的故事能与您产生共鸣，让您知道您并不孤单。

回顾我的生活和职业生涯，我发现我已经走了一个完整的循环。现在我可以利用我的生活经验，自豪地为胃肠道疾病患者代言，因为我完全能够理解他们的经历。我可以教育患者及临床医生帮助他们了解这些疾病，并为所有需要帮助的人提供一个安全之地，给予支持和希望。我为这本书、为 Drossman 教授和我不断为患者与临床医生带来积极影响而感到自豪。我期待着未来能有新的、令人振奋的尝试。

最后，我要感谢我生命中的几位重要的人，他们给予我支持和爱，帮助我走到今天。我的丈夫 Bryan 和两个儿子 Tyler 及 Connor，他们是我的生命和毕生挚爱，没有他们我将会迷失方向。

我希望您喜欢这本书，期待在将来收到您的来信。

Johannah Ruddy，MEd

李佳宁　翻译
李晓青　任渝棠　审校

|目　　录|

| 引　言 |

"人类应努力使人生的每一天有放松的胃肠道！"

　　　　　　　　—Moses Maimonides（Rambam），公元 1134—1204 年

"对人们来说，有一副好的胃肠道胜过任何聪明的脑子！"

　　　　　　　　—Josh Billings（Henry Wheeler Shaw），公元 1818—1885 年

　　与几十年前相比，现在的医生只能花大约五分之一的时间在诊室看病人。此外，进行诊断时，他们通常依赖检查，而不是面对面的对话和体格检查[1]。尽管客观检查是揭示器质性（结构性）异常、识别疾病的极好工具，但大多数患者还是会抱怨那些检查不能解释诸多症状的生疾。**生病**（illness）指的是个人感觉健康状况不佳或身体机能异常，可能与当前或既往疾病，以及心理社会、家庭和文化因素相关。而**疾病**（disease）指的是器官和组织的结构或功能异常，可以通过血液检查、X 线、内镜或 CT 扫描等进行外部验证。这两个概念（生病和疾病）之间的差别正是我们从医学上理解肠－脑互动异常（disorders of gut-brain interaction，DGBI）的困难之处。这也导致了我们在二元医疗体系中面临的困境，这种二元医疗体系会损害医患关系，对患者诊疗也产生了负面影响。

　　西方医学深受二元论思想的影响，认为身心是分离的。基于这种理念，器质性或结构性的疾病被认为是真实的，有这些疾病的患者的痛苦被认为是"正当的"。相比之下，功能性（非结构性）疾病的患者，如肠－脑互动异常、慢性疼痛、纤维肌痛及慢性疲劳（客观检查阴性，靠症状模式诊断），常被认为是不太合理的，且被认为是精神性的，原因不明的或可能是虚构的诊断。这一错误解释会导致医生在试图理解、诊断和有效治疗客观检查无法明确的疾病时感到挫败。这也损害了医生和患者之间的关系，如图 1 所示。

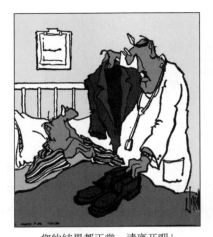

您的结果都正常，请离开吧！

图 1　这幅漫画展示了二元论思想下医生的沮丧情绪

为什么写这本书?

我们写这本书的目的是阐明现代科学如何取代陈旧的二元论模型。它解释了 DGBI 患者在生病过程中的真实经历及患者的整体情况。目前已经清楚的是，大脑的神经与胃肠道通过脑 - 肠轴紧密相连。人类生理学研究发现，大脑与消化系统的联系，比任何其他器官、系统都更紧密[2]，脑 - 肠轴失调导致了 DGBI。脑 - 肠轴失调的概念体现了全世界胃肠病学家和科学家在几十年的研究中呈现的认知模式的转变。

这本书是专门针对患者的，但我们也希望它能让不熟悉 DGBI 的医生受益。二元论给医生理解和处理这些疾病的患者带来了负面影响，他们可能正苦于本可以避免的职业倦怠与压力。患者和医生共同参与并有责任建立一种互为双方服务的治疗关系。DGBI 患者病情好转，医生体验到更多的理解，从而对他们的工作及与患者间的互动感到满意。这本书也是为 DGBI 患者的家人和朋友及广大公众准备的。因此，这本书是写给我们所有人的。

所以，让我们现在开始吧！

Byers 女士：病例报告

通常医生培训是从解剖学、生理学、药理学及其他基于科学主题的讲座和实践开始的，然后医生将这些知识应用于人类和人类疾病。病例报告是医生学习的一种方式，将医学知识应用于患者的生病经历中。

我想介绍您认识 Byers 女士，一名我多年前见过的患者。她的病让医生感到困惑和沮丧。太多的医学和心理问题导致了她的疾患，并且很复杂。理解她的故事不仅需要医学知识，还需要有能力深入她的内心世界，以及了解她在医疗体系中努力挣扎的经历。我经常在讲课中使用这个案例来说明我们的医疗系统是如何让 Byers 女士感到挫败的。我们是希望用这个病例作为接下来学习的引子。

Byers 女士是一名 33 岁的离异女性，因慢性严重腹痛、恶心及便秘，既往治疗无效而就诊。她说之前的医生从未给过她医学诊断，她相信他们认为这都是精神症状。多年来她的症状越来越严重，她满怀希望地对我说："我希望您能帮助我，因为其他人都辜负了我。"想一想她说这些话时是多么绝望。同时，对任何接诊她的医生来说又是多么具有挑战性——甚至是可怕的事情。

她的故事始于 6 岁时反复出现的腹痛，导致她辍学。后来，她出现了严重的痛经。19 岁时，她和朋友去了墨西哥，得了细菌性胃肠炎，出现恶心、呕吐、发热和腹泻。然而与大多数"旅游者腹泻"不同的是，她所有的症状都没有消失。几个月后，她还有持续腹痛、腹泻，医生诊断为肠易激综合征腹泻型（IBS with predominant diarrhea，IBS-D）。此后，她的腹痛逐渐加重，腹泻转为便秘，诊断也随后修正为肠易激综合征便秘型（IBS with predominant constipation，IBS-C）。在来就诊之前的 5 ～ 10 年，她的腹痛发作更加频繁，然后变成了持续腹痛。另外，她还患有严重的偏头痛与纤维肌痛。

她的个人生活非常艰难。年幼时经历了继父多年的性虐待与身体虐待。12 岁时父母离异，她与母亲生活在一起，常感觉到被母亲忽视。她 16 岁时离家出走，17 岁怀孕，嫁给了孩子的父亲，但丈夫也对她进行身体虐待和性虐待，所以她与女儿搬出来与母亲一同生活。Byers 女士曾是一名服务员，因缺勤过多失去了工作。她曾经有过自残行为。

她看过很多医生，做过很多检查，如结肠镜、胃镜、CT 扫描、盆腔超声、磁共振扫描和非常多的血液检查，结果全部是正常的。她没有保险，也没有医生给她提供持续的诊疗，所以她的大部分治疗都是在急诊室进行的。一些医生给她开了解痉药和抑酸药，说是为了缓解压力，帮助她平静下来，但这对她都没有帮助。

因为持续的疼痛，在 5 年前她做了腹腔探查术。外科医生认为她可能患有子宫内膜异位症，开了醋酸亮丙瑞林，一种治疗子宫内膜异位症的激素，但这一治疗没有奏效。在 3 年前又因为检查显示胆囊功能异常切除了胆囊，而胆囊切除后依然没有减轻她的疼痛。随后，医生给她开了一种阿片类镇痛药——羟考酮对乙酰氨基酚，但只能暂时缓解她的疼痛，于是医生又改用了另一种更有效的镇痛药——氢吗啡酮。那时她的便秘越来越严重，每周只能排便一次。随着疼痛越来越严重，她需要用更大剂量的镇痛药来缓解疼痛。

她与医生的互动也有问题。在急诊室，她听到医生们在房间外谈论她"就是那个问题患者"。这里的医生希望她去看心理医生，而她的疼痛真实存在，她感觉医生是要"甩掉她"。随后几年里，医生开始不屑于给她治疗。他们语气轻蔑，拒绝给她用镇痛药，因为他们觉得她是瘾君子。Byers 女士当时别无选择，只能去不同的急诊室就诊，希望症状能得到缓解。

她来到我办公室的时候，我发现她躺在检查台上，侧身蜷缩在一起。她绝望又愤怒。她说有严重的痉挛性疼痛和恶心，已经两周没排便了。然后她要求紧急住院，这样就能静脉注射镇痛药物。

她的诊疗是怎么走到这一步的？为什么事态发展得如此糟糕？为了更好地理解这一点，我们需要考虑以下几个因素：

1. 她的医学诊断非常复杂，包括数种肠 – 脑互动异常疾病，特别是肠易激综合征（IBS）、阿片引起的便秘（opioid-induced constipation，OIC），麻醉剂肠道综合征（narcotic bowel syndrome，NBS）和中枢介导的腹痛综合征（centrally mediated abdominal pain syndrome，CAPS）。

2. 由于早期经历和慢性疼痛，她患有多重精神疾病，包括焦虑、抑郁、创伤后应激障碍（post-traumatic stress disorder，PTSD）和躯体症状障碍。

3. 并非所有医生都熟悉 DGBI 及其治疗。心理医生也不擅长解决这些胃肠道疾病患者的情绪问题。而 Byers 不了解自己需要心理治疗的原因，甚至不去看心理医生。

4. 理解胃肠道症状和精神心理如何整合，尚存在概念上的鸿沟。医生从二元论生物医学角度对她进行治疗，但没有成功。解决办法是应用生物 – 社会 – 心理模式，稍后我们会做出解释。

5. 没有任何一位医生试图与她建立联系，提供长期而持续的诊疗，而这正是这位患者的康复迫切需要的。

6. 她的治疗过程很短，没有明确的治疗目标。整个诊疗过程是以医生为中心，几乎没有任何有意义的沟通。解决问题需要的是利用有效的沟通技巧实施以患者为中心的诊疗。

本书中我们讨论了以上所有问题，以便更好地理解 DGBI 及 DGBI 患者，以及诊断和治疗这些患者及其疾患的最佳方式。

当继续阅读本书的其他部分时，我们将通过几种途径来理解这些疾病的特征、患这些疾病的患者，患者和医生面临的挑战，以及对双方都有利的解决方案。

第 1 部分　提供学习工具：解释生物 – 心理 – 社会模式、脑 – 肠互动及以患者为中心的医疗服务。我们将回顾二元论的概念，如何在概念上将身心分裂为两个互不影响的实体，从而导致对肠－脑互动异常的认识不足、治疗无效及医患双方的不满。然后解释为什么生物－心理－社会模式是理解和治疗 DGBI 患者的解决方案。

第 2 部分　列出所有肠－脑互动异常的条目。由于这些疾病没有结构病变基础，我们创新性地使用罗马基金会制定的基于症状的诊断标准，对它们进行分类和诊断。然后再讨论这些疾病的治疗方法。

第 3 部分　提供了一些方法，让您能够与您的医生一起参与治疗过程。我们描述了 Johannah Ruddy 患肠－脑互动异常的经历，以展示治疗无效时患者可能面临的挑战。然后我们提供改善医患沟通的方法，以建立积极的治疗关系。

第 4 部分　帮助医生（和感兴趣的患者）了解 DGBI 患者诊断和治疗的过程。本书中，我们还提供了视频和其他信息来源的链接，以便加强您的学习效果。

希望您学习愉快！

李佳宁　翻译

李晓青　任渝棠　审校

| 第 1 部分 |
从概念上理解肠 – 脑互动异常的历史、哲学和科学依据

什么是肠 – 脑互动异常?

定 义

在罗马Ⅳ诊断标准（以下简称"罗马Ⅳ标准"）的分类中，有 33 种成人和 20 种儿童肠 – 脑互动异常（disorders of gut-brain interation，DGBI）[3]，这类疾病存在共同的病理生理机制，其特征是胃肠道症状与下面一种或几种异常相关，属于同一类疾病。

- 动力紊乱（肠道运动异常）
- 内脏高敏感（受刺激后比一般人的腹痛更严重）
- 黏膜和免疫功能改变（肠道黏膜和免疫应答的改变，如"肠漏"）
- 肠道菌群改变（健康肠道内正常菌群的改变，如微生态失衡或"好"菌和"坏"菌失衡）
- 中枢神经系统处理异常（大脑处理疼痛和其他消化道症状方式的改变）

对每种 DGBI 按解剖区域进行分类，如图 2 所示。以这种方式，肠易激综合征和功能性便秘被归类为肠道疾病，而功能性消化不良或恶心和呕吐综合征被归入胃十二指肠疾病。接下来我们详细介绍所有 DGBI 的诊断，以便您能更好地理解 DGBI 的概念及其由来。这些认识也恰恰有助于疾病的治疗。

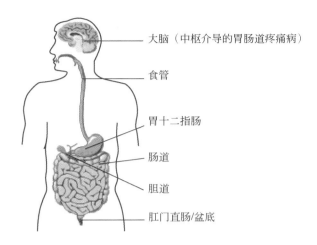

大脑（中枢介导的胃肠道疼痛病）

食管

胃十二指肠

肠道

胆道

肛门直肠/盆底

图 2 罗马Ⅳ标准中 DGBI 分类的解剖学基础。该图显示罗马Ⅳ标准采用消化系统的解剖区域对 DGBI 进行分类。每种 DGBI 诊断被归入某个解剖区域。因此，肠易激综合征和功能性便秘属于肠道疾病，而功能性消化不良或恶心和呕吐综合征属于胃十二指肠疾病

DGBI 的问世：罗马基金会的作用

我们是如何开始理解 DGBI 的？ 19 世纪初，腹痛、腹泻、恶心、呕吐被认为只是一系列症状。20 世纪 50 ～ 80 年代，器质性疾病在胃肠病学领域占据了主导地位，如消化性溃疡、胃肠道肿瘤、憩室炎、胰腺疾病和炎症性肠病（inflammatory bowel disease，IBD；包括溃疡性结肠炎和克罗恩病）。这些疾病通过影像学检查（如 X 线）和内镜检查很容易被诊断。然而，这些器质性疾病的诊断仅仅适用于一半的消化科门诊患者。另一半患者的症状无法通过影像学检查做出诊断，称为"功能性疾病"。当时，临床医生和科学家将这些功能性症状归因于胃肠道运动的异常，并称为动力障碍，与肠道内容物的移动快慢有关。动力检查有助于某些疾病的诊断，如胃轻瘫（胃内容物排空延迟）或食管动力障碍性疾病（如贲门失弛缓症、弥漫性食管痉挛）。它还可以证实某些症状是具有生理学基础的，如腹泻或便秘（即肠道运动过快或过慢）。尽管动力检查对研究很有价值，但仍无法作为诊断依据。值得注意的是，动力检查也无法诊断一些常见的消化症状，如腹痛、腹胀或恶心。美国国立卫生研究院和美国食品与药品监督管理局（Food and Drug Administration，FDA）等机构没有诊断和描述这些症状的确切依据，这使得制药公司没有可操作的方法来识别这些患者以进行临床研究。到了 20 世纪80 年代，人们对于这些问题仍然束手无策。

罗马基金会的创立是人们认识及理解这类疾病的一个主要促进因素。该基金会是一个国际非营利性 501（c）3 组织（www.theromefoundation.org），其任务是"帮

助有肠－脑互动异常的患者"。该基金会提出了识别、分类、寻找特征和治疗这类症状的观念，在此基础上制定出基于症状的诊断标准，以用于那些影像学和动力检查无法诊断的疾病。

大约30年前，我（第1部分和第2部分中的"我"指本书英文版作者Drossman教授——译者注）创办了罗马基金会，现担任名誉主席兼执行主席。当时，我与W. Grant Thompson（加拿大）、William Whitehead（美国）、Nicholas Talley（澳大利亚）和Enrico Corazziari（意大利）建立了国际合作，这些知名学者在各自的领域崭露头角。我们以医生和科学家的身份走到一起，认识到我们治疗的很多患者，他们的"疾病"都被称为是"功能性"的，其实并不存在于当时疾病的概念框架内；因为根据当时的二元论，他们并没有"疾病"。我们相信，建立功能性胃肠病（后来被称为肠－脑互动异常）分类系统能使这类疾病得以被公众知晓，然后我们可以科学地识别和研究这类患者，并使这个过程合理化。

我们首先各自进行临床和流行病学研究，然后通过合作和共识找到我们的共同方面。第一项研究是1978年制定的Manning标准，该研究是采用一组症状诊断肠易激综合征（IBS）[4]。标准的制定与以往的研究截然不同，以往的研究是以疾病为基础或以生理指标做出诊断[5]。该研究的作者调查了32名先前被医生诊断为IBS的患者和33名器质性疾病的患者。他们给患者一份问卷，包含15种IBS的典型症状，分析这些条目是否能区分两组患者。研究发现有4种症状在IBS组更为常见，即腹胀、排便后腹痛缓解、腹痛时排便更为稀散和频繁。出现的症状越多，患IBS的可能性就越大。同时，其他人的临床和流行病学研究也观察到了类似的结果。我们的研究结果相近并相互支持，这使我们更有信心通过症状组群诊断这类疾病。

1987年，来自不同国家的5位国际胃肠病专家组成了工作组，包括Thompson医生和我自己，起草了一份关于IBS诊断标准的共识意见，并在罗马88会议上报告。罗马88会议是国际性的胃肠病学大会，由Aldo Torsoli医生担任主席。会议报告于1989年出版，首次采用了专家共识的方式来制定诊断标准[6]。下一步是将相关医生召集到一起，为所有DGBI制定分类和诊断指南。

到20世纪80年代末，有关其他功能性胃肠病的文章开始出现，如功能性消化不良、功能性烧心或胆囊切除术后的胆道疼痛，但是，还没有找到一种可行的系统性方法来描述和诊断这些疾病。为此，我和我的合作者成立了一个工作组，发布了所有功能性胃肠病的分类系统[7]。这些共识被广泛地应用到功能性胃肠病的分类和诊断中，改变了医生诊断这类患者的方式，使越来越多的研究采用基于症状的诊断标准来确定研究对象。随后，FDA和其他监管机构及制药行业注意到了该诊断标准的价值，并在临床研究中采用了这些标准。这项工作促成了罗马基金会的创立。

图 3 显示了胃肠道疾病的架构。如前所述，"器质性"疾病是以结构异常为基础的。而动力障碍性疾病是通过动力检测到胃肠道内异常压力来诊断。最后，DGBI 是采用基于症状的诊断标准进行诊断。所以，DGBI 问世后，这类疾病不再仅仅是症候群，而是科学的疾病体系。

	"器质性"胃肠病	动力障碍性疾病	肠–脑互动异常
主要维度	器官形态	器官功能	患病感受
诊断标准	病理学(疾病)	动力改变	症状
检测	组织学 病理学 内镜 影像学	动力 内脏敏感性	动力 内脏敏感性 症状标准(罗马标准) 精神心理
治疗方法	药物 手术 治疗性内镜	促进/拮抗动力药 手术 起搏/刺激器	促进/拮抗动力药 神经调节剂 行为疗法
举例	食管炎 消化性溃疡 IBD 结肠癌	弥漫性食管痉挛 胃轻瘫 假性肠梗阻 结肠无力	食管源性胸痛 功能性消化不良 IBS 中枢介导的腹痛

图 3 胃肠道疾病的分类。病理或结构异常是"器质性"疾病的特征，而动力障碍性疾病依据动力检测，肠 – 脑互动异常的诊断是基于症状标准的诊断

到 1990 年，罗马基金会的以症状为基础的诊断标准已经成为识别、定义和分类 DGBI 的基石。该分类系统改变了胃肠病学的格局，并为精细的研究打开了大门，从而帮助理解和治疗各种 DGBI。该诊断标准还创造了一种全新的理念，打破了二元论的思维，使 DGBI 对于患者及医生而言能够合理化。图 4 追溯了医学研究从 20 世纪 50 年代早期的生理学研究到现在的演变。从 1990 年开始使用这种基于症状的标准(罗马标准)后，研究领域的多样性及对 DGBI 的理解突飞猛进。

罗马基金会不断发展壮大。每 6 ～ 10 年基金会成员就共同对该领域的研究进展进行一次回顾和整理。自 20 世纪 90 年代以来，罗马基金会先后出版了《罗马 I 》(1994)、《罗马 II 》(2000)、《罗马 III 》(2006)和《罗马 IV 》(2016)。《罗马 V 》刚刚开始，计划于 2026 年完成。这些出版物囊括了新的知识和指南，可以帮助临床医生更好地理解和治疗 DGBI。2016 年《罗马 IV 》的一项主要建议是将术语从功能性胃肠病(functional gastrointestinal disease，FGID)更名为肠 – 脑互动异常(DGBI)，因为我们越来越清楚地意识到"功能性"意味着不合常理，

并让患者有病耻感。随着该领域新的研究不断进展，罗马基金会也将不断地修改诊断和治疗指南。

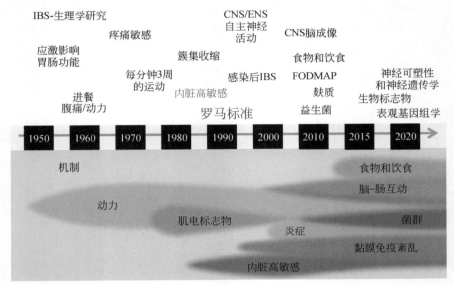

图 4 IBS 和 FGID 的生理学研究历史。该时间轴展示了一些关键研究（图上半部分）和研究领域（图下半部分）。1950～1990 年，研究集中在动力领域；在 1990 年后，随着罗马诊断标准和分类系统的问世，新的研究层出不穷，很多其他的生理因素被发现用于解释这类疾病，如内脏高敏感（肠道敏感性增加），接着是脑-肠互动、炎症、菌群、食物和饮食的作用。罗马分类系统和诊断标准能为研究界定这类患者

CNS，中枢神经系统；ENS，肠神经系统；FODMAP，可酵解的低聚糖、双糖、单糖和多元醇

什么是身心二元论，它是如何影响临床实践的？

现在我们已经了解了 DGBI 的由来，接着我们来看 DGBI 患者为何与消化性溃疡、IBD 或其他器质性疾病的患者有着截然不同的就医体验。几年前，经过一个多月的观察，我列举了 DGBI 患者在第一次就诊时对我说的话：

"医生不相信我。"

"一定有什么问题。"

"我确定这是真的。"

"我想开刀，找出问题所在。"

"医生您不认为是我脑子有问题，是吗？"

"有时候，我觉得自己快要发疯了。"

"没人知道我在经历什么。"

"我觉得我已经不是以前的我了。"

"我感到很孤独。"

"我觉得我对于家庭是一个沉重的负担。"

"我无法控制这一切。"

"我觉得（这个病）对我可能造成了一些伤害。"

"我觉得自己是个失败者。"

"我感到羞愧。"

当越往下看这些话，越会感受到一种深深的痛苦感，从不被相信到担心症状不合常理甚至是精神疾病，再到孤立无援、孤独、缺乏控制、自责甚至羞愧。根据我的经验，大多数 DGBI 患者想要的不仅仅是诊断和治疗，他们还希望被人相信，并认同他们的症状。

我希望你们看看这些列举，退一步想想：为什么会发生这种情况？

为了解决这个问题，我们需要追溯生物医学模式和身心二元论的起源及其几个世纪以来对医疗保健的影响。继而我们就可以清晰地认识到，这个理论系统对患者和医生是多么不利。生物医学模式不足以解释这类功能性疾病，这为生物－心理－社会模式的出现提供了合适的条件，因为它引入了对 DGBI 的科学理解，继而提供了改善医疗保健的有效方法。

二元思维在西方文明中的演变

"身心分离的概念在西方思想中占主导地位，并且无处不在……这导致没有形态学（结构）基础的症状无法被研究和理解。这对医学研究、患者管理和医患关系产生了极其深远的负面影响。"

—Douglas A. Drossman，MD

自有记录的医学史伊始，随着时间的推移和文化的发展，生病（或功能性疾病，illness）和疾病（或器质性疾病，disease）的概念一直在整体论（后来演变为生物－心理－社会模式）和二元论之间徘徊。在西方文明中，2000 多年前柏拉图首先提出了整体论，接着是古希腊的亚里士多德和希波克拉底。公元前 400 年柏拉图提出，医生治疗疾病最大的错误是，要么只对身体，要么只对灵魂，但是两者是不能分开的。这种观念将医学症状和行为异常视为合理的表现，也是功能性疾病的特征。整体论存在于早期的西方文化中，事实上在传统的东方文化中这个理论早已存在[8]。

随着基督教占据统治地位，身心二元论迅速在整个西欧盛行。1637 年，法国哲学家勒内·笛卡儿提出"物质化的身体"和"思考的心灵"[2]是截然不同并且相互独立的，这一观点变得根深蒂固。该理论被称为笛卡儿二元论，以迎合那个时代政教分离的社会文化背景。身心二元论迅速流行，深刻地影响了医学疾病的概念和治疗。在此之前，教会论认为灵魂寄居在身体内——身体和灵魂是不能分开的——因此，人体解剖或手术是不被允许的。然而，笛卡尔的理论将思想和灵魂从身体中"升华"了出来。

两者分离的观念逐渐被接受，现在允许进行人体解剖，从而能够直观地观察人体及其器官。因此，医学诊断逐渐演变为以结构异常为基础，从而诊断出溃疡或癌症等疾病。结构性异常引发了病理学和组织学等科学领域的相继出现，这些科学领域易于观察，还可以在显微镜下发现疾病。随着时间的推移，新的检测技术（如X线、CT扫描、MRI）发展起来，能够发现身体中更特异、更细微的结构异常。

这些成像技术为疾病的诊断和治疗带来了新的曙光。但如果"感觉生病（illness）而没有诊断出疾病（disease）"呢？医学观察和检测的水平将疾病的理解限制在了形态学层面。这也导致人们认为精神疾病不适合进行科学研究，因为它与心灵的改变相一致。最初，恶魔附体——后来称为精神失常——被用于解释那些没有结构异常的病症和行为。因此，没有结构性异常的病症和行为被认为是不合常理的，而有这些症状和行为的人则受到歧视。这些患者被送往精神病院，被认为不适合进行医学研究。19世纪，美国医生、政治家和教育家本杰明·鲁什（Benjamin Rush）试图将精神疾病的研究引入医学院中。然而，由于身心二元论在医疗保健中已经根深蒂固，这个想法直到20世纪初才得以实现。

对现代医疗保健的影响

现在，我们向前迈进4个世纪到现代。在21世纪，当患者总是诉说各种症状，而反复检查没有任何异常时，会发生什么？对于患者和医生来说，身心二元论认为这样的情况不属于真正的疾病，或者严格意义上属于大脑的问题——是一种精神疾病（即"在你的思想中"），因此，在西方文化中（而不是在东方文化中，东方文化没有受到笛卡儿二元论的影响）基于结构异常的疾病更能使人信服。由于生物医学模式和身心二元论，基于结构异常的疾病被认为是合理的。现在我们可以理解患有功能性疾病（如DGBI）的患者和患有结构性疾病的患者在就诊时的体验为什么完全不同。除了将结构异常视为疾病唯一合理的基础外，笛卡儿简化论的概念还主张任何疾病只有单一的病因。该单一病因被认为是该疾病发生的必要条件，并且足以解释该疾病如何出现在每个人身上。它不仅可以解释疾病的体验，还可以解释疾病的转归。当某些生物易感性或易感基因（如存在某些特定的基因）与环境（如感染）相互作用时会触发这些疾病，这其实是错误的假设。根据这个模型，疾病可能会产生心理上的影响，但这些影响不会以任何形式改变疾病的生物学本质。

生物医学简化论——换言之，单一病因理论——对于某些急性疾病如细菌感染，可能有价值。但是慢性疾病呢？该模式没有考虑到患者对慢性疾病如糖尿病或癌症等体验的可变性。例如，为什么消化性溃疡的患者在发生穿孔或梗阻之前没有感到疼痛？相反，另一名患者因严重疼痛而反复就诊，然而内镜检查正常或只有轻微炎症。当患者感觉生病但没有诊断出疾病时，医生该怎么办？他们可能反复专注于寻找潜在的疾病，但常常毫无结果。

生物医学简化论和二元论的缺陷带来了严重的行为后果。当这些希望找到器质性疾病的患者就医时，医生首先想到的是寻找器质性疾病。如果没有发现器质性疾病，患者可能会提出更多的要求或寻求其他医生的帮助。反过来，如果医生继续尝试，当患者仍然没有得到这类疾病的诊断时，他们会变得沮丧、防御和愤怒；医生也可能会终止诊疗或将患者转诊到其他地方[1]，这可能会对患者的安全和临床转归产生负面影响。这种情形在患者和医生之间形成了相互不满的恶性循环，如图 5 所示。

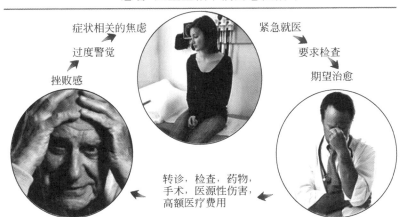

患者-医生互相不满的恶性循环

症状相关的焦虑

过度警觉

挫败感

紧急就医

要求检查

期望治愈

转诊，检查，药物，手术，医源性伤害，高额医疗费用

图 5　对 DGBI 采用二元论引起医患互相不满的恶性循环。这幅图说明，在脑－肠轴不被了解的情况下，坚持二元论的患者和医生之间会形成挫败的恶性循环。患者迫切地要求检查和诊断。相应地，医生不断尝试各种方法去寻找问题所在，如转诊、检查、药物、手术等。但这只会增加医疗费用，甚至可能对患者造成伤害。然后，患者会对其未诊断的症状产生更深的焦虑，并对这些症状过度警觉。他们将经历越来越多的挫折和担忧，并不断要求进行更多的检查，就是为了寻求解决办法。这种不满的恶性循环对于患者和医生都是毁灭性的，导致问题一直无法解决

　　我们的核心观点是，让医生认识到这类疾病是多因素决定的，肠道和大脑之间进行双向互动并产生心理社会影响，这样医生才能真正理解和有效治疗 DGBI 患者。医生需要认同患者症状的真实性，根据罗马标准做出诊断，要富有同理心，并以患者为中心进行沟通。医生不仅要解决患者的症状，还要解决伴随这些症状的心理社会问题，这样才能摆脱上述相互不满的恶性循环。当医生做到这些时，根据我的经验，患者会接受诊断，配合治疗，最终减少对其他诊断的寻求。

　　医生可能会觉得患者的症状总有一个结构性异常的基础，但事实往往并非如此。毋庸置疑，DGBI 没有结构性异常的基础。即使一些检查可以揭示形态学的异常，也不能解释病症。图 6 展示了 Kurt Kroenke 博士的一项临床研究，他分析了 3 年内在初级保健诊所中患者最常见的症状。在前十大症状中，只有约 10% 的患者最终确定了器质性疾病[9]。因此，生物医学模式致力于让医生学会诊断器质性疾病，但绝大多数患者都只是感觉生病而没有诊断出疾病。

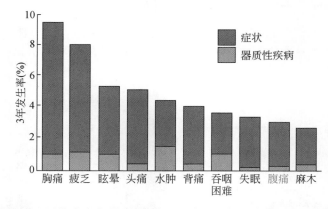

图 6　仅有症状的患者和最终确诊为器质性疾病的患者的比例。该图显示了 Kroenke 博士 3 年的临床研究结果，该研究旨在确定仅有症状与器质性疾病患者的比例。在每一个病症类别中，只有较少比例的患者有器质性疾病

（引自：Kroenke K，Mangelsdorff AD. Common symptoms in ambulatory care：Incidence，evaluation，therapy and outcome. Am J Med 1989；86：262-266）

处理不确定性对医生是困难的

　　医学社会学家 Renee Fox 博士在 20 世纪 50 年代研究医学生的经历、态度和行为时发现[10]，医学生最重大的挑战之一是处理临床实践中的不确定性，这一研究结果并不意外。医学生发现很难处理那些不能用结构异常解释的症状，因为他们的训练都是针对器质性疾病，处理 DGBI 亦是采用同样的方式。

　　身心二元论使西方医学产生了一种观念（图 7），即疾病（disease）占主导地位，

存在有意义的结构异常，医生称之为器质性疾病。而对生病（illness）的理解不太透彻，即对患病状态的感受，在健康保健中的重要性也低，被称为功能性疾病。当患者的症状无法定位于某个异常结构时，医生可能会对患者的病症产生怀疑。然而，这些患病体验对于经历过它的人而言是真实的，即使其他人可能并不相信。Elaine Scarry 在《痛苦中的身体》（*The Body in Pain*）一书中写道[11]："自己感到痛就是真的痛；而听别人说痛时却总是怀疑。"

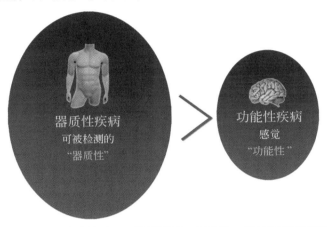

图 7　器质性疾病与功能性疾病的对比。该图说明，因为脑-肠轴不被理解和接受——可被检测的疾病被认为是真正的疾病，而功能性疾病却被忽视

什么是生物-心理-社会模式？我们为什么需要它？

我的导师 George L. Engel 博士（图 8）于 1977 年在著名的《科学》期刊上发表了一篇有着深远影响的文章，文中首次提出"生物-心理-社会模式"这一术语[12]。他指出："生物医学模式占据主导地位，其框架内没有为疾病的社会、心理和行为维度留下任何空间。"接着他指出："生物-心理-社会模式的提出，为研究提供了蓝图，为教育建立了框架，为真实世界的医疗提供了运行设计。"30 多年前 Engel 博士的这篇文章展示了生物-心理-社会模式的本质及其在临床医疗中的价值。

这篇前瞻性的文字揭示并解决了医学中二元思维的缺陷。生物-心理-社会模式（biopsychosocial）虽然内容宽泛，但其基本思想是大脑和身体相互作用和影响。"bio"是这个词的第一部分，是"biological"的缩写；"psycho"是指影响我们身体的心理或精神因素；"social"是指我们生活的社会因素，包括家庭、朋友和其他在 DGBI 中起作用的环境因素。

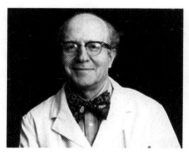

"我们需要一种新的医学模式：这是对生物医学模式的挑战"
生物-心理-社会模式

图 8　George L. Engel，医学博士，我的导师，一名内科医生和精神分析家，他率先提出了"生物－心理－社会模式"这一术语

因为我们已经了解大脑和肠道在生理上通过脑－肠轴相互作用，我们必须在看待和治疗 DGBI 中将这种相互作用置于核心位置。让大脑平静，您就能让肠道平静；让肠道平静，您就能让大脑平静。功能性胃肠病的治疗需要"双行道"，是我们理解和成功治疗 DGBI 患者面临的挑战。生物－心理－社会模式承认并纳入了这些心理社会因素在功能性疾病和器质性疾病中的作用，反之亦然。

理解生物－心理－社会模式

下面，我们将展示和解释生物－心理－社会模式（图 9），它为我的研究和教学以及罗马基金会内的合作提供了可操作性的基础[3]。

即使诊断相同，为什么有些人的症状比其他人更严重？生物－心理－社会模式有助于解释人类生病的可变性，这与下列许多因素有关。如图 9 所示，早期生活事件，如遗传、社会文化和环境因素都会影响我们的个性特征、对生活应激的敏感性、心理状态、思维方式和应对技巧。另外，这些因素也会影响肠道功能失调的易感性，包括感觉或动力的异常、黏膜炎症或免疫功能失调、健康肠道微生态环境的改变，以及食物和营养成分的作用。这些听起来熟悉吗？这就是 DGBI 的定义。

最重要的是，这种"脑－肠"连接允许每个器官、系统间产生相互影响。情绪状态会影响肠道动力、感觉，甚至免疫；相反，疼痛和动力紊乱会引起情绪困扰、焦虑，甚至抑郁。这是一条"双行道"。这些因素的综合作用导致了患者生病，以及由此产生的症状和行为。

生物－心理－社会模式还提出了一种从微观到社会的生物系统的层级关系（图 10）。功能性疾病和器质性疾病是细胞、组织、器官、人际关系和环境同时相互作用的结果。该模型将生物科学与个体特征相整合，确定了生物和心理、社会因素相互作用的程度，以解释疾病、病症及其转归。即使最精细的诊断技术

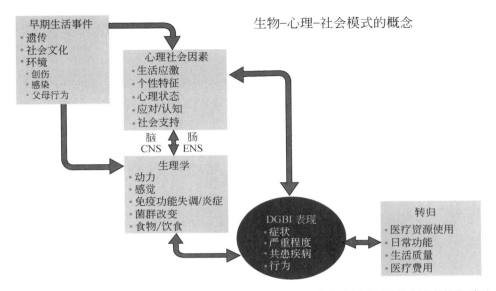

图9　DGBI的生物-心理-社会模式概念图。该图表示DGBI的先决因素、早期生活事件的诱因、脑-肠互动因素在这类疾病中的作用、临床转归,这些因素也影响着日常生活和医疗保健。因此,DGBI是心理社会因素通过脑-肠轴相互作用导致胃肠道生理紊乱而引发的疾病

（引自：Drossman DA，Chang L，Chey WD，et al. Rome IV Functional Gastrointestinal Disorders -Disorders of Gut-Brain Interaction. 4th ed. Raleigh，NC：Rome Foundation）

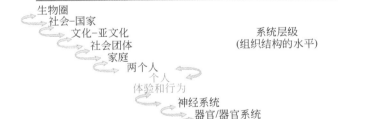

图10　生物-心理-社会模式描述了一种连续并且相互关联的生物系统的层级。这个系统中的每个单元都是一个整体也是与之相关的其他系统的一部分。例如,冠状病毒感染会影响人体细胞或组织,从而影响个人和社会;相反,社会的变化、卫生政策的改变,如佩戴口罩以防范病毒暴露,将影响个人感染的概率。另一个例子,肠道菌群失调——将影响IBS的发生,它也会改变个人的情绪状态;相反,情绪困扰也会改变身体对肠道细菌的调节作用

（引自：Engel GL. The clinical application of the Biopsychosocial Model. 1980 Am J Psychiatry，137：535-544）

也不足以解释某些胃肠道症状的程度、可变性，甚至不足以解释某些胃肠道症状的存在，也不足以解释与之相关的体验和行为。生物-心理-社会模式成功地解释了这些因素间复杂的联系[5, 13]。

生物-心理-社会模式为肠-脑相互作用，即 DGBI，提供了发展的范本。让我们看看这个模式是如何在常见胃肠道疾病中发挥作用的。图 11 展示了胃肠道感染与应激因素（如创伤或重大损失）如何导致感染后 IBS 的发生。

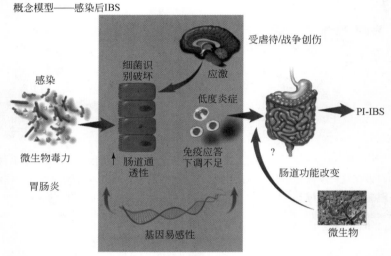

图 11　感染后 IBS 的发生。该图显示了感染削弱肠道的防御（有些人称之为"肠漏"），破坏肠壁的完整性，导致细菌和毒素入侵。当这种情况与受虐待等应激因素同时发生时，会导致神经敏感性增加（内脏高敏感），从而增加免疫受损的程度，进而发生与 IBS 相关的腹痛和腹泻，这种类型的 IBS 称为感染后 IBS（PI-IBS）

（引自：Collins SM，et al. Postinfectious chronic gut dysfunction. From bench to bedside. Am J Gastroenterol Suppl 2012；1：2-8）

生物-心理-社会模式不仅解释了心理社会因素和生物学事件如何导致 DGBI，也使得医生可以根据个体特征采用不同的方式诊治患者。因此，再回顾图 9，一名自限性细菌性胃肠炎患者，如果没有心理社会问题并具有良好的应对技巧，则不会患 IBS，或者即便患有 IBS，可能也是轻度的，不必去看医生。然而，如果患者经历更严重感染，心理社会问题突出，生活压力巨大，有受虐待史或应对能力弱，则可能患上严重的 IBS。他会频繁就医，症状得不到缓解，对治疗也不满意。

生物-心理-社会模式可从个体扩展到人际和家庭对疾病的影响。如果一个家庭过分关注孩子的病症，或将某些特定症状视为威胁，并带着焦虑和担忧就诊，这可能会使患者的症状加重，导致频繁就医，甚至在以后的生活中引起更多的病态行为[14]。相反，如果家人忽视患者的痛苦（告诉他们"忍着吧"），可能会使患者感到孤立无援和不被重视。此外，后一种情况可能会导致患者在面对医生时缺乏正当表达自己的能力（"我不想打扰您，但是……"），参见第 3 部分 Johannah Ruddy 的体验。然而，如果家庭能够接受并且适当地回应孩子的病症和社会心理学的问题，并提供良好的家庭支持，就会减少对患者疾病的影响，这样患者在以后的生活中会有更多健康的行为。

生物-心理-社会模式与基于症状的诊断标准 如何帮助医生解决治疗 DGBI 时面临的挑战

有了这些新的认识，我们就可以开始解决一些坚持采用二元论模式治疗 DGBI 患者的医生所面临的挑战。

因为医生有着较大的压力，通常需要在更短的时间内诊治更多的患者，他们可能会被迫要求开具那些往往不必要甚至昂贵的检查。有些医生还可能会优先关注那些他们认为病情更重或患有"真正"疾病的患者。然而，对于 DGBI 患者，需要从详细询问病史中获得信息，才能做出正确的诊断和治疗计划，而不仅仅是依靠诊断性检查。医生对采用基于症状的诊断标准的信心增强了，"排除器质性疾病"的检查也会减少。对于 DGBI，过度依赖检查可能会导致无效甚至错误的治疗[1]。此外，学会良好的沟通技巧可以实现互相满意的医患关系。当患者喜欢医生时，医生也喜欢患者。

然而，临床中患者诊疗的基本过程正在慢慢消失，如完整病史的采集、体格检查、面对面倾听患者讲话等，取而代之的是医生常常盯着电脑屏幕和点击鼠标。不幸的是，医生被要求处理越来越多的管理事务，他们需要解决很多许可和认证的问题，与患者相处的时间就变少了。这可能会导致他们在诊疗过程中忽视患者，将注意力转移到那些非医疗和非个人的事务上。虽然良好的沟通技巧会带来积极的影响，但医生对此理解不足，因为他们可能很少接受过此类技能的训练[1]。但是，当医生学会参与和倾听，并根据患者的需求、期望和心理社会环境（以患者为中心）进行诊断和治疗时，功能性疾病可被更好地理解和更适当地治疗。这是我们在第 3 部分中讨论的内容。

因此，罗马基金会与 Drossman 医疗中心合作，致力于传授医生沟通的技巧，帮助他们建立生物-心理-社会模式方法来治疗 DGBI 患者。我们会在后续的内容中为医生提供这些技巧，以供他们诊疗时使用。

汪 欢 翻译

李晓青 任渝棠 审校

| 第 2 部分 |
肠－脑互动异常

在本部分将以最新的罗马Ⅳ分类体系，用列表的形式向读者解释成人肠－脑互动异常（DGBI）[3, 15]。我们用表1首先列出了成人所有的 DGBI，按其主要症状分类，包括食管疾病、胃十二指肠疾病、肠道疾病、中枢介导的胃肠道疼痛病、胆囊和 Oddi 括约肌疾病和肛门直肠疾病；随后列出儿童 DGBI，分别按婴儿/幼儿（0～4岁）、儿童/青少年（5岁及以上）分类。在后面的篇幅里，我们将更详细地介绍各种 DGBI，包括定义、病理生理（为什么产生症状）、临床评估（医生如何诊断这些疾病，包括罗马Ⅳ诊断标准）和治疗。最后，附录A列出了罗马Ⅳ诊断标准和专业名词术语，以帮助大家理解。

表 1　罗马Ⅳ DGBI 分类

A. 食管疾病[16]	
功能疾病	功能定义
A1. 功能性胸痛	反复出现的不能解释的胸骨后疼痛或不适，不伴有烧心，后者被认为与食管有关。必须经相关的评估或心脏辅助检查，排除心脏病
A2. 功能性烧心	胸骨后烧灼样不适或疼痛，抑酸治疗无效；症状不是由器质性疾病或动力异常所引起
A3. 反流高敏感	烧心或胸痛，胃镜和食管 pH 监测正常，但症状可在胃酸反流至食管时出现；也就是说，食管 pH 监测时胃酸反流并无增加，但食管对酸敏感
A4. 癔球症	持续或间歇性、非疼痛性咽喉部哽咽感或异物感，症状位于胸骨上切迹上部的中线部位，时隐时现
A5. 功能性吞咽困难	固体和（或）液体食物通过食管时有黏附、滞留或通过异常的感觉

B. 胃十二指肠疾病[17]	
功能疾病	功能定义
B1. 功能性消化不良	有以下任何一项表现：①餐后食物存留在胃内令人不适（餐后饱胀不适）；②开始进餐后，很快出现胃过饱不适感（早饱感）；③中上腹部出现主观的、比较明显的疼痛（中上腹痛）；④主观的、令人不适的中上腹烧灼感。症状明显影响患者的日常生活。功能性消化不良有两个不同的亚型，见以下条目 B1a 和 B1b，两个亚型可重叠

B. 胃十二指肠疾病[17]	
功能疾病	功能定义
-B1a. 餐后不适综合征（PDS）	餐后令人不适的过度饱胀感或早饱感以致不能完成平常餐量的进食。PDS 以进餐引起的症状为特征
-B1b. 上腹痛综合征（EPS）	中上腹痛或烧灼感，并非仅在餐后出现，也可在空腹出现，进餐后改善
B2. 嗳气症	可看到气体从食管或胃部嗝到咽喉部。只有当这种嗳气过于频繁且令人不适时，才认为是嗳气症。嗳气症可分为过度胃上嗳气和过度胃嗳气，见以下条目 B2a 和 B2b
-B2a. 过度胃上嗳气（源自食管）	过多嗳气，每周出现超过 3 日；气体源自食管。在以上 B2 条目中有全面描述
-B2b. 过度胃嗳气（源自胃）	过多嗳气，每周出现超过 3 日；气体源自胃部。在以上 B2 条目中有全面描述
B3. 恶心和呕吐症	恶心是一种令人不适的、想呕吐的感觉，典型的感觉在中上腹部或咽喉部（见以下 B3a 条目）。呕吐是通过腹部和胸部肌肉的收缩，用力地将胃肠内容物从口腔排出的过程（见以下 B3b 条目）
-B3a. 慢性恶心呕吐综合征（CNVS）	恶心出现至少每周 1 日，且症状明显以致影响日常活动和（或）呕吐发作每周 1 次或多次。必须排除进食障碍和自行诱发的呕吐，有关检查（包括胃镜）未发现器质性异常
-B3b. 周期性呕吐综合征（CVS）	有固定模式的发作性剧烈呕吐（可达 30 次/日），间断发作，每年数次，发作持续 1 周或更长时间；发作间期无恶心和呕吐
-B3c. 大麻素剧吐综合征（CHS）	呕吐发作、持续时间和频率与 CVS 类似，但呕吐出现在长时间、过量使用大麻素后，戒断大麻素后呕吐发作停止
B4. 反刍综合征	反复不费力将刚咽下的食物反入口腔中，继之再咽下或吐出。反刍之前无干呕，食物变酸味之后反刍停止

C. 肠道疾病[18]	
功能疾病	功能定义
C1. 肠易激综合征（IBS）	反复发作的腹痛，且与排便相关，伴有便秘、腹泻或便秘腹泻交替；也可有腹胀和腹部膨胀。IBS 根据发作时的粪便性状分为便秘型、腹泻型、混合型和不定型
-IBS 便秘型（IBS-C）	IBS，超过 1/4（25%）的排便为干球粪或硬粪（Bristol 粪便性状 1 型或 2 型）
-IBS 腹泻型（IBS-D）	IBS，超过 1/4（25%）的排便为松散粪或水样粪（Bristol 粪便性状 6 型或 7 型）
-IBS 混合型（IBS-M）	IBS，其粪便性状为干球粪/硬粪和松散粪/水样粪，交替出现
-IBS 不定型（IBS-U）	IBS，其排便习惯无法准确归入以上 3 型中的任何一型
C2. 功能性便秘	通常表现为排便次数减少、排便费力或排便不尽感。可有腹痛或腹胀，但不是主要症状（和 IBS-C 不同）。符合 IBS-C 诊断标准的患者不再诊断功能性便秘

C. 肠道疾病 [18]	
功能疾病	功能定义
C3. 功能性腹泻	25% 以上的排便为松散粪或水样粪，且不伴有明显的腹痛或腹胀不适，不符合肠易激综合征腹泻型（IBS-D）的诊断标准
C4. 功能性腹胀 / 腹部膨胀	反复出现腹胀和腹部膨胀，平均至少每周 1 日；腹胀和腹部膨胀较其他症状突出。不符合以上功能性肠病的诊断标准
C5. 非特异性功能性肠病	肠道症状，包括腹痛、排便习惯改变，不能归咎于器质性疾病，也不符合 IBS、功能性便秘、功能性腹泻、功能性腹胀 / 腹部膨胀的诊断标准
C6. 阿片引起的便秘	在开始使用阿片、改变剂型或增加剂量过程中新出现的或加重的便秘

D. 中枢介导的胃肠道疼痛病 [19]	
功能疾病	功能定义
D1. 中枢介导的腹痛综合征	持续、近乎持续或频繁出现的腹痛，腹痛通常为重度，且与胃肠道功能（如进食或排便）无关或偶尔有关，疼痛不是伪装的，不能用胃肠道其他疾病来解释。慢性重度疼痛是这类疾病的标识性主诉
D2. 麻醉剂肠道综合征 / 阿片引起的胃肠道痛觉过敏	腹痛与长期使用或增加阿片类制剂量有关，疼痛不能用其他的临床情况来解释。停止使用阿片类制剂时，腹痛有改善

E. 胆囊和 Oddi 括约肌（SO）疾病 [20]	
功能疾病	功能定义
E1. 胆源性疼痛	发作性中上腹和右上腹痛，持续 30 分钟或更长时间；疼痛程度以致影响日常活动或迫使患者急诊就医
E1a. 胆囊功能障碍	胆源性疼痛（见 E1），无胆囊结石或其他结构性疾病
E1b. 胆管 Oddi 括约肌功能障碍	胆源性疼痛（见 E1），无胆管结石或其他结构性异常，且伴有肝酶升高或胆管扩张（但非同时存在）；通常已经手术切除胆囊
E2. 胰管 Oddi 括约肌功能障碍	胆源性疼痛（见 E1），伴有反复发作的胰腺炎（胰腺炎症伴胰淀粉酶升高）。不明原因急性胰腺炎反复发作的患者检查常发现胰管括约肌压力升高

F. 肛门直肠疾病 [21]	
功能疾病	功能定义
F1. 大便失禁	反复发生不能控制的粪质排出，症状持续至少 3 个月
F2. 功能性肛门直肠疼痛	包括 3 种类型（F2a、F2b、F2c）。三者的区别在于疼痛持续时间及是否存在耻骨直肠肌的触痛，临床上可重叠出现

F. 肛门直肠疾病[21]	
功能疾病	功能定义
F2a. 肛提肌综合征	位于肛门上方的隐痛、钝痛或压迫感，持续30分钟或更长时间，通常坐位时症状较立位或卧位时明显。当医生行肛门直肠指诊按压盆底肌（向后牵拉耻骨直肠肌）时有触痛。应排除其他的盆底结构性疾病
F2b. 非特异性功能性肛门直肠疼痛	与肛提肌综合征的症状类似，但当医生行肛门直肠指诊向后牵拉耻骨直肠肌时无触痛
F2c. 痉挛性肛门直肠疼痛	反复发作的直肠部位疼痛，持续数秒至数分钟（最长时间30分钟），随后症状完全消失。疼痛可为绞痛、啃咬痛、酸痛或刺痛，程度从不适至难以忍受不等，疼痛出现可影响日常活动，甚至使人夜间痛醒
F3. 功能性排便障碍（FDD）	也称为盆底不协调排便。表现为经常出现排便费力、排便不尽感，以及需要手法辅助排便。在排便时盆底肌肉不能松弛，反而收缩，或者直肠缺乏足够的压力（推进力）排出粪便（参见 F3a、F3b）
F3a. 排便推进力不足	直肠推进力不足以将粪便排出
F3b. 不协调性排便	排便时盆底不协调性或反向收缩，导致盆底肌（主要是耻骨直肠肌）不能松弛，引起排便费力和排出困难

G. 儿童功能性胃肠病：婴儿 / 幼儿（0～4岁）[22]	
功能疾病	功能定义
G1. 婴儿反胃	已咽下的食物或分泌物不自主地回流至食管、口腔或鼻腔。反胃不同于呕吐，呕吐是通过神经反射将胃内容物用力吐出
G2. 反刍综合征	习惯性地反复收缩腹部肌肉，将胃内容物反入口腔，是一种自我刺激行为
G3. 周期性呕吐综合征	反复发作固定模式的呕吐，持续数小时至数日，不伴干呕。发作间期可恢复至基线健康状态。典型者发作间隔数周至数月不等
G4. 婴儿腹绞痛	婴儿早期阶段（小于5月龄）一种行为综合征，表现为反复或长时间哭闹、烦躁、易激惹，难以安抚。下午或晚间更容易出现以上行为
G5. 功能性腹泻	反复出现无痛性排便，每日4次或4次以上，为大量不成形粪便，持续4周或更长时间。发病年龄在婴儿期至学龄前，无生长发育障碍的表现
G6. 婴儿排便困难	在成功排出软便或排便不成功前，排便用力和哭闹至少10分钟；患儿在每次用力排便过程中，面部憋得通红或发紫，通常症状持续10～20分钟，一日排便数次
G7. 功能性便秘	婴儿和幼儿排便次数减少（每周2次或更少）或排便疼痛，伴有粪便过度潴留和排干硬粪便或粗大粪便；在年龄稍大的儿童（学会如厕排便后），伴有大便失禁和憋便行为

H. 儿童功能性胃肠病：儿童 / 青少年（5岁及以上）[23]	
功能疾病	功能定义
H1. 功能性恶心和呕吐病	恶心是一种令人不适、想呕吐的感觉，通常位于中上腹或咽喉部。呕吐是通过腹部和胸部肌肉的收缩，用力地将胃内容物从口腔排出。呕吐不同于反食或反刍，反食和反刍是在毫不费力的情况下胃内容物反至口腔，参阅 H1a 和 H1b 了解详细分类

H. 儿童功能性胃肠病：儿童 / 青少年（5 岁及以上）[23]	
功能疾病	**功能定义**
H1a. 周期性呕吐综合征	反复发作固定模式的呕吐，发作间隔数周至数月不等。发作间期可恢复至基线健康状态
H1b. 功能性恶心和功能性呕吐	这类疾病分为以下两个亚类（H1b1 和 H1b2）
H1b1. 功能性恶心	以令人不适的恶心为主要症状，至少每周 2 次，通常与进食无关
H1b2. 功能性呕吐	呕吐发作平均每周 1 次或更多，无自行诱发的呕吐，症状与进食障碍或反刍无关
H1c. 反刍综合征	反复地将刚进食的食物反入口腔，再咀嚼后咽下或吐出。症状在进食后即发生，反刍前无干呕，睡眠中无症状
H1d. 吞气症	过多的吞气动作导致的腹部膨胀，白天症状明显加重。可看到吞气动作，常伴响声，导致过度嗳气或排气增加
H2. 功能性腹痛病	腹痛是这组疾病的主要症状，可细分为以下几种（亚型）（见 H2a、H2a1、H2a2、H2b、H2c 和 H2d）
H2a. 功能性消化不良	上腹部不适组合出现，包括餐后饱胀不适、早饱感、上腹痛或烧灼感，令人不适。这些症状可明显影响生活质量
H2a1. 餐后不适综合征	餐后饱胀不适或早饱感，使其不能完成平常餐量的进食。可伴有中上腹胀气、恶心或过度嗳气
H2a2. 上腹痛综合征	令人不适的中上腹疼痛或烧灼感（以致影响正常活动）。疼痛不广泛，也不放射至腹部其他区域或胸部，排便或排气后无减轻
H2b. 肠易激综合征	腹痛或腹部不适，与排便相关或伴有排便改变，如排便习惯或粪便性状（外观）的改变
H2c. 腹型偏头痛	急性发作性剧烈的疼痛，持续 1 小时或者更长时间，间隔数周至数月，疼痛影响正常活动，甚至使患儿丧失活动能力。常伴随厌食、恶心、呕吐、头痛、畏光和面色苍白
H2d. 功能性腹痛（非其他特指）	发作性或持续性腹痛，与进食或排便无关，发作至少每月 4 次，不符合 IBS、功能性消化不良或腹型偏头痛的诊断标准
H3. 功能性排便障碍	这类疾病的症状与排便相关，进一步分为以下两个亚类（H3a 和 H3b）
H3a. 功能性便秘	排便次数减少（每周 2 次或更少），伴有排便疼痛，排干硬或粗大粪便，或大便失禁。当存在粪便嵌塞时，每日可出现多次不自主的大便失禁
H3b. 非潴留性大便失禁	反复在不适当的公共场所排便，无粪便潴留的证据

　　以下两方面提请读者注意：

　　第一，有关诊断的研究和治疗，包括药物的剂量，是基于医学文献和我的临床经验给出的推荐意见。对多数疾病来说，这些推荐意见得到了 DGBI 消化专家的认同；部分治疗建议被认为是"超适应证"的，意味着针对这些适应证的治疗不一定要经过美国 FDA 的批准，但医学文献已经证实了其有效性。再者，我在此给出的建议通常对这些疾病是有效的，但可能并不是特别适用于您的情形。这些建议可以作为参考，供您了解这些治疗，与您的医生进行讨论。

第二，采用罗马Ⅳ标准诊断 DGBI 时强调"诊断标准中所包括的症状至少出现了 6 个月，且近 3 个月的症状符合诊断标准"。我们采用这一时间框架是为了排除短期出现的症状（即急性胃肠炎、过饱食引起的胃肠不适），这些症状时常发生。有这些常见的症状并不一定可以诊断为 DGBI。

以上我们介绍了罗马Ⅳ分类系统中所有 DGBI 的简要定义和特点，我们希望读者对这些疾病有更多的了解。在后面的内容中，我们将分别介绍每种疾病的概述、定义、病理生理（为什么产生症状）、临床特征、诊断评估（包括罗马Ⅳ标准）和治疗。在罗马Ⅳ专著中对这些疾病的诊断有更为全面的讨论[24]。非常重要的是，切记诊断 DGBI 需要：①医生判断是否符合罗马Ⅳ诊断标准（见附录 A）；②医生认为可以排除器质性疾病和可解释这些症状的其他疾病；③在诊断前症状出现至少 6 个月，且近 3 个月症状符合罗马Ⅳ诊断标准。

方秀才　翻译

李晓青　任渝棠　校审

A. 食管疾病[16]

食管症状常见，并易定位在胸骨后或胸骨下，症状包括吞咽困难（食物向下运行时被卡住的感觉）、疼痛、液体或食物反流及烧心。这些症状可能有结构性病因，如胃食管反流病（gastroesophageal reflux disease，GERD）、食管狭窄或梗阻，或运动障碍。而功能性食管疾病患者感到位于胸部的，不能用任何食管结构异常或其他心肺疾病来解释的症状。患者的胃镜检查结果应正常。在老年患者中，必须排除心脏病。

功能性食管疾病的潜在病因可能包括食管高敏感、大脑处理消化道神经传入信号的改变、动力异常，以及调节食管功能的神经系统活动异常。

A1. 功能性胸痛

你是否见过胸痛的患者自以为心脏病发作，却被诊断为"食管痉挛"？这是因为功能性胸痛是反复发作的、原因不明的胸骨后疼痛或不适。在健康的中青年患者中，功能性胸痛比冠心病更为常见。它是食管神经敏感性增高（内脏高敏感）

或运动异常所致。当然，必须排除心脏原因，尤其是在老年患者或高危患者中，因为两者的症状可能相似。胃食管反流病，即增多的胃酸进入食管导致炎症和溃疡，也需要排除。医生还必须排除食管或胃阻塞（如狭窄或肿瘤）或食管动力障碍性疾病（如弥漫性食管痉挛）。一些患者的胸痛类似心绞痛，通常被称为非心源性胸痛（non-cardiac chest pain，NCCP）。

食管源性胸痛常与心理障碍相关，如焦虑和抑郁，且睡眠障碍较健康人更普遍。食管高敏感增强了痛觉感受，可出现在食管正常伸展（如吞咽）、酸反流，甚至无任何刺激的静息状态下。

病理生理学 研究一致表明，疼痛感知的改变和内脏高敏感是功能性胸痛的标志。这可能始于食管组织损伤或炎症，或无任何明显诱因。值得注意的是，食管高敏感可在原发病因去除后仍长时间存在，可能原因是大脑和脊髓水平的痛觉处理增强（中枢高敏感，参见 D. 中枢介导的胃肠道疼痛病）。

临床评估

> **功能性胸痛的罗马Ⅳ标准（A1）**
>
> 必须包括以下所有条件：
>
> 1. 胸骨后疼痛或不适；应排除心脏疾病
>
> 2. 无相关食管症状，如烧心和吞咽困难
>
> 3. 无胃食管反流或嗜酸性粒细胞性食管炎（eosinophilic esophagitis，EoE）导致该症状的证据
>
> 4. 无主要的食管动力障碍性疾病［贲门失弛缓症/食管胃连接部（esophagogastric junction，EGJ）流出道梗阻、弥漫性食管痉挛、jackhammer 食管、蠕动缺失］

临床评估包括符合罗马Ⅳ标准，并排除其他疾病，如 GERD、食管动力障碍性疾病，或食管狭窄或梗阻等结构性疾病（通常需要胃镜检查）。老年患者还需要排除冠心病。

治疗 没有一种治疗方法适用于所有的功能性胸痛患者。功能性胸痛的治疗方法包括减轻疼痛的药物、联合心理治疗、认知行为治疗（cognitive-behavioral therapy，CBT）、生物反馈或催眠治疗。一些神经调节剂（即抗抑郁药）具有独立于调节情绪的镇痛效果，即使没有情绪障碍也能缓解疼痛。研究表明，5-羟色胺再摄取抑制剂（selective serotonin reuptake inhibitor，SSRI）如氟西汀或西酞普兰和三环类抗抑郁药（tricyclic antidepressant，TCA）如阿米替林，对该病均有效[25]。

心理治疗 包括认知行为治疗或催眠治疗，都显示出整体疗效。患者接受胸

痛源于食管而非冠心病这一事实，就可以更好地应对症状。

A2. 功能性烧心

功能性烧心是指胸骨后的烧灼不适或疼痛，不伴食管黏膜损伤和酸反流增多，pH 监测发现症状与酸反流也无关。酸反流增多可损伤食管，诊断为胃食管反流病（GERD）。约 70% 的烧心患者无食管损伤证据。当酸反流增多而无食管损伤时，诊断为非糜烂性反流病（non-erosive reflux disease，NERD）。而有烧心症状，但无酸反流增多，且烧心与反流无关时，则诊断为功能性烧心。换言之，诊断功能性烧心前需排除 GERD 和 NERD。由于这些疾病的烧心症状并无差异，因此，诊断这些疾病通常需要内镜和反映生理功能的 pH 监测（检测酸从胃反流入食管）。

病理生理学　虽然功能性烧心症状的发生机制尚不明确，但普遍认为食管高敏感是主要因素。其他可能的原因还包括大脑中控制疼痛的部分被心理应激活化致中枢高敏感，这与其他疼痛性 DGBI 高度类似。功能性烧心患者比 GERD 患者焦虑水平更高，并且功能性烧心常与其他 DGBI 如功能性消化不良、功能性胸痛、肠易激综合征等（见后文）重叠。由于烧心并非酸反流增多所致，一项假说认为其与黏膜通透性增加有关（类似于肠易激综合征常见的"肠漏"）。这可能会使有害的、刺激性的物质进入食管壁深层，诱发致敏神经的炎症反应。中枢对食管信号的处理异常，也可以在无反流事件诱发时，促进症状的产生。

临床评估

> **功能性烧心的罗马Ⅳ标准（A2）**
> 必须包括以下所有条件：
> 1. 胸骨后烧灼样不适或疼痛
> 2. 优化的抑酸治疗症状无减轻
> 3. 无胃食管反流（异常酸暴露和症状反流相关）或 EoE 导致该症状的证据
> 4. 无主要的食管动力障碍性疾病（贲门失弛缓症 /EGJ 流出道梗阻、弥漫性食管痉挛、jackhammer 食管、蠕动缺失）

与功能性胸痛的评估类似，患者必须符合罗马Ⅳ标准，且必须通过胃镜检查以排除食管结构异常，并判断食管损伤（如溃疡、糜烂或狭窄）是否由 GERD 所致。可通过 pH 监测，经鼻或胃镜置入导管监测，并确定烧心症状与酸反流的相关性。当检查结果为阴性时，诊断为功能性烧心。

治疗　功能性烧心的患者对常用的减少酸分泌的药物如抗酸药、H_2 受体拮抗剂（如法莫替丁、雷尼替丁）或质子泵抑制剂（如奥美拉唑或艾司奥美拉唑）反应不佳。即使增多的胃酸并不是疼痛的原因，通常医生也会开这些药物，因为它们很安全，并且随着时间的推移，症状可能会自行缓解。治疗是基于疗效观察。重要的是，医生在最初排除其他疾病后，教育患者了解疾病的性质（这种疾病往往可自行好转），以避免不必要的胃镜检查和其他诊断性检查。可经验性地尝试疼痛调节剂，如小剂量三环类抗抑郁药如阿米替林，以及选择性 5- 羟色胺再摄取抑制剂，如西酞普兰和氟西汀。针对更为严重的患者，可以联合使用 A1. 功能性胸痛部分提及的心理治疗。

A3. 反流高敏感

反流高敏感是罗马 IV 标准提出的新诊断，定义为烧心或胸痛，无胃镜下酸相关损伤的证据，或 pH 监测未发现异常的胃酸反流至食管。在这类患者中，即使正常水平的酸反流也会诱发症状；换言之，他们对正常水平的酸反流是高度敏感的。尽管抗反流治疗对部分患者有效，本病的根本原因还是食管高敏感（即食管中酸感受神经受体对正常的酸刺激更频繁地产生信号）。此外，反流高敏感与GERD 可重叠存在，既有酸相关损伤又有反流高敏感。

病理生理学 反流高敏感的症状与功能性胸痛和功能性烧心非常相似，其特征是正常水平的酸反流事件（基于 pH 监测）即可诱发症状。应激和焦虑等情绪状态的改变会恶化大脑处理这些信号的过程（中枢高敏感），导致食管高敏感和症状的发生。

临床评估

反流高敏感的罗马 IV 标准（A3）

必须包括以下所有条件：

1. 胸骨后症状，包括烧心和胸痛

2. 胃镜检查正常，无 EoE 导致该症状的证据

3. 无主要的食管动力障碍性疾病（贲门失弛缓症 /EGJ 流出道梗阻、弥漫性食管痉挛、jackhammer 食管、蠕动缺失）

4. 有反流事件诱发症状的证据，但 pH 或 pH-阻抗监测显示食管酸暴露正常（抑酸治疗有效并不能排除此诊断）

反流高敏感患者的临床表现与功能性烧心和 NERD 患者相同。胃镜检查可排除其他病因。食管动力检查可排除食管痉挛等主要动力障碍性疾病。pH 监测

可确定患者对正常水平的酸反流存在高敏感性，这是诊断的标志。虽然反流入食管的酸量是正常的（不像 NERD 或 GERD），但酸的存在仍会导致烧心，这被称为症状关联增强。医生也可能会开质子泵抑制剂（proton pump inhibitor，PPI），如艾司奥美拉唑或奥美拉唑以进行诊断性治疗。

治疗　正如治疗功能性烧心，医生必须教育并安慰患者，告知患者并没有其他不好的疾病。如前所述，反流高敏感患者对抗酸治疗的反应可能好于功能性烧心或其他功能性食管疾病。当PPI不起作用时,治疗食管高敏感的主要药物是疼痛神经调节剂，包括 TCA（如阿米替林）、SSRI（如西酞普兰）、5- 羟色胺和去甲肾上腺素再摄取抑制剂（如度洛西汀）和加巴喷丁。也有一些医生采用抗反流手术治疗，但存在争议。

A4. 癔球症

你有过在看悲剧电影时或在婚礼上停止哭泣时，感觉自己"喉咙里有个肿块"的经历么？这种感觉与癔球症类似: 一种持续或间歇性的咽喉部非疼痛性的异物感。症状出现于胸骨上切迹上方，咽喉下部。它不定时出现，与吞咽困难无关，常随进食和喝水而改善。诊断癔球症需要排除黏膜结构异常或主要的食管动力障碍性疾病。

病理生理学　癔球样感觉可表现为类似食管梗阻和酸反流，或与动力障碍性疾病相关。当排除了这些疾病后，同其他功能性食管疾病一样，癔球症与异常的内脏高敏感和中枢处理食管刺激信号增强有关。用球囊轻度扩张食管可再现癔球样感觉，提示食管高敏感。虽然癔球症也可见于 GERD 患者，但抗反流治疗效果不佳。当症状频繁出现时，我们发现了解情感因素如重大损失或悲伤是有用的，因为症状或许是压抑情绪的生理表现。

临床评估

> **癔球症的罗马Ⅳ标准（A4）**
> 必须包括以下所有条件：
> 　1. 持续性或间断性的、非疼痛性的咽喉部哽咽感或异物感，体格检查、喉镜或胃镜检查未发现器质性病变
> 　　a. 感觉在餐间出现
> 　　b. 无吞咽困难或吞咽疼痛
> 　　c. 食管近端无胃黏膜异位
> 　2. 无胃食管反流或 EoE 导致该症状的证据
> 　3. 无主要的食管动力障碍性疾病（贲门失弛缓症 /EGJ 流出道梗阻、弥漫性食管痉挛、jackhammer 食管、蠕动缺失）

与其他功能性食管疾病一样，诊断癔球症首先需要临床病史符合罗马Ⅳ标准，排除其他病因，如结构性病变、GERD 或主要的动力障碍性疾病等。通常没有吞咽困难或吞咽疼痛。医生应进行颈部和咽喉部的查体，有时需要耳鼻喉科医生进行咽喉镜检查。一旦排除结构性或炎症性病因后，医生可进行 4 ～ 8 周的 PPI 诊断性治疗。如果有效，继续 PPI 治疗。如果无效，可行胃镜检查，以评估可能被忽略的结构性病因。食管动力检查（食管测压）可以排除食管动力障碍性疾病，但癔球症患者通常正常。如果 PPI 治疗效果不佳，且找不到口咽或食管的病因时，可诊断为癔球症。

治疗 由于癔球症是良性疾病，因此，治疗主要包括解释症状和给予安慰。如存在情绪诱因，可转诊至心理科行进一步诊治。在这种情况下，我也会给患者开神经调节药物，以减轻应激的影响或焦虑抑郁相关的症状，从而降低症状频率和严重性。

A5. 功能性吞咽困难

如果你小时候曾有吞咽困难，你的父母可能会说"细嚼慢咽"！当人们过快地吞下一大块食物时，可能会出现吞咽困难。吞咽困难的特点是随着食物在食管内向下运行，出现堵塞的感觉。食管狭窄或动力障碍性疾病也可造成吞咽困难。功能性吞咽困难的诊断需要排除导致吞咽困难的任何结构性原因、胃食管反流病，以及其他主要运动障碍性疾病。

病理生理学 食物卡住与吞咽困难的感觉并不完全相关。食物通过食管的方式取决于食物的黏稠度和干燥度，即使健康人也需要几次吞咽来清空固体食物。吞咽困难的感觉也可能由姿势引起，例如躺着比坐着更难进食。虽然这些症状常被诊断为痉挛或异常收缩，但引起痉挛的食管动力异常的证据很难获得。某些食管动力障碍性疾病，如贲门失弛缓症或弥漫性食管痉挛，与食管过度收缩或收缩不足有关，因此需要排除这些动力障碍性疾病。功能性吞咽困难似乎是食管高敏感造成的，而非动力问题。食物梗阻感可以通过球囊扩张或酸化食管诱发。

临床评估

功能性吞咽困难的罗马Ⅳ标准（A5）
必须包含以下所有条件：
1. 固体和（或）液体食物通过食管时有黏附、滞留或通过异常的感觉
2. 无食管黏膜或结构异常导致该症状的证据

> 3.无胃食管反流或 EoE 导致该症状的证据
>
> 4.无主要的食管动力障碍性疾病（贲门失弛缓症/EGJ 流出道梗阻、弥漫性食管痉挛、jackhammer 食管、蠕动缺失）

　　医生应仔细采集病史，排除吞咽困难的结构性病因或具有类似症状或导致吞咽困难的其他疾病（如癔球症、引起口干的疾病，或引起吞咽疼痛的感染性疾病）。胃食管反流病和 EoE 可导致吞咽困难，我一般采用 PPI 治疗并进行胃镜检查和活检。钡剂造影检查，尤其是使用蘸钡的药片、蛋糕或棉花糖（模拟食物通过食管），可以评估易被胃镜检查忽略的轻微狭窄和某些类型的食管裂孔疝。如果没有发现结构性病变，需要食管测压以排除主要的食管动力障碍性疾病如贲门失弛缓症或弥漫性食管痉挛。

　　治疗　随着时间的推移，功能性吞咽困难可能会好转，可能并不需要积极治疗。安慰和一些简单的措施，如直立位进食，避免进食诱发症状的食物，细嚼慢咽及餐后饮水，对于轻症患者就足够了。短程的 PPI 治疗可能有效，因为吞咽困难可能是反流症状谱的一部分。也可以尝试应用中枢神经调节剂，如三环类抗抑郁药。68%～85% 的找不到原因的间歇性食物吞咽困难患者对应用食管扩张器或探条扩张有效。

赵　威　张凌云　翻译

李晓青　任渝棠　审校

B. 胃十二指肠疾病[17]

　　胃十二指肠疾病包括来源于胃和十二指肠（与胃相接的第一段小肠）的症状。偶尔出现的症状通常被称为"消化不好"或"胃不舒服"。有趣的是，意大利语中"agida"一词同时有上腹不适和精神压力的含义。胃十二指肠疾病中最常见的是功能性消化不良（functional dyspepsia，FD），根据症状类型又分为不同的亚型，如下所述。

B1. 功能性消化不良

　　当你在感恩节大吃一顿时，会有什么感觉？那种感觉就类似功能性消化不良的主要症状表现。功能性消化不良是一种常见的慢性疾病，其特征为以下一种或多种：①餐后食物长时间存留在胃内的不适感（"餐后饱胀不适"）；②开始进餐后很快出现胃内过饱充盈不适感，与进食量不成比例，导致不能完成正常进食量（"早饱感"）；③中上腹明显的、令人不适的疼痛（"中上腹痛"）；④上腹部烧灼或灼热不适感（"中上腹烧灼感"）。当这些症状无法用包括胃镜等常规临床评估来解释时，可诊断为功能性消化不良（FD）。FD 分为两个亚型：

B1a. 餐后不适综合征（postprandial distress syndrome，PDS）。进食诱发症状。进食后感到饱胀感（餐后饱胀不适）和（或）早饱感，出现每周至少 3 日。可伴随餐后上腹痛、腹胀、嗳气和恶心。

B1b. 上腹痛综合征（epigastric pain syndrome，EPS）。中上腹疼痛或烧灼感，可在空腹或餐后出现。症状必须出现每周至少 1 日。

病理生理学　FD 的病理生理机制复杂，可能涉及多种病因。几种可能的机制包括胃排空延迟、胃容受性受损、胃高敏感。然而也有证据表明急性感染可诱发 FD 症状（称为感染后消化不良）。当进餐后胃不能适当地松弛和扩张以容纳食物时，可能会出现 PDS；胃壁张力增加会产生腹胀和早饱症状。EPS 可能与内脏高敏感关系更密切。

这类疾病的病理生理学异常包括胃和十二指肠动力异常、黏膜完整性受损（即通透性增加——"肠漏"）、轻度的免疫异常和炎症。此外，脑 - 肠轴改变也会导致焦虑和抑郁。

胃对食物的排空可轻微减慢，但通常与功能性消化不良症状无关。

进食使胃扩张并刺激迷走神经，引起血管迷走反射，神经信号从胃传输到大脑，然后再传递回胃，从而使胃壁松弛（胃容受性）。FD 患者，尤其是 PDS 患者，这种反射功能受损，因此餐后胃松弛减低，与早饱症状相关。在 FD 患者中胃和近端小肠对机械刺激高敏感也很常见。幽门螺杆菌感染也可以引起 FD 症状，根除治疗可能会改善一小部分患者的症状。一些 FD 患者存在十二指肠炎症细胞（即嗜酸性粒细胞）增多。十二指肠嗜酸性粒细胞增多与早饱症状相关。其他影响症状发生的因素还有感染、应激、十二指肠酸暴露、吸烟和食物过敏，所有这些因素都会导致炎症和十二指肠黏膜通透性增加。

临床评估

功能性消化不良的罗马Ⅳ标准（B1）

必须包括：

1. 以下 1 项或多项：

a. 餐后饱胀不适

b. 早饱不适感

---

c. 中上腹痛

d. 中上腹烧灼不适

和

2. 无可以解释上述症状的结构性疾病的证据（包括胃镜检查）。诊断 B1a PDS 和（或）B1b EPS 必须符合以上标准。

B1a. 餐后不适综合征（PDS）

必须包括以下 1 项或 2 项，且至少每周 3 日：

1. 餐后饱胀不适（以致影响日常活动）

2. 早饱不适感（以致不能完成平常餐量的进食）

常规检查（包括胃镜检查）未发现可以解释上述症状的器质性、系统性或代谢性疾病的证据。

支持诊断的条件：

1. 也可存在餐后中上腹痛或烧灼感、中上腹胀气、过度嗳气和恶心

2. 呕吐提示其他疾病的可能

3. 烧心不是消化不良的症状，但常与本病并存

4. 如症状在排便或排气后减轻，通常不应将其考虑为消化不良的症状

5. 其他个别消化症状或症状群（如 GERD 和 IBS）可与 PDS 并存

B1b. 上腹痛综合征（EPS）

必须包括以下 1 项或 2 项，且至少每周 1 日：

1. 中上腹痛（以致影响日常活动）

和（或）

2. 中上腹烧灼不适（以致影响日常活动）

常规检查（包括胃镜检查）未发现可以解释上述症状的器质性、系统性或代谢性疾病的证据。

支持诊断的条件：

1. 疼痛可因进食诱发或缓解，或者可发生在空腹时

2. 也可存在餐后中上腹胀气、嗳气和恶心

3. 持续呕吐提示可能为其他病症

4. 烧心不是消化不良的症状，但常与本病并存

5. 疼痛不符合胆囊或 Oddi 括约肌功能障碍的诊断标准

6. 如症状在排便或排气后减轻，通常不应将其考虑为消化不良的症状

7. 其他消化症状（如 GERD 和 IBS）可与 EPS 共存

当症状符合罗马Ⅳ标准时，医生下一步要核实有无警报征象，以确定是否需要进一步诊断评估。警报征象包括便血、体重下降或异常体征（如腹部肿块、局部压痛）。此时，考虑患者为未经检查确诊的消化不良。然而，溃疡、肿瘤、胃十二指肠狭窄可引起 FD 症状，所以需要行胃镜检查以排除上述疾病。此外，胃幽门螺杆菌感染也会造成消化不良，因此医生要进行胃镜活检或呼气试验。如果幽门螺杆菌检测呈阳性，抗生素根除治疗可能会改善症状。如果胃镜检查未见异常，则诊断为 FD，此时根据症状分型会对治疗有所帮助。如前所述，与进餐相关的早饱和饱胀患者通常被诊断为 PDS，而那些与进餐无关的烧灼感和疼痛的患者则被诊断为 EPS；然而，这两个亚型常常并存。

FD 可能会与胃轻瘫混淆，胃轻瘫是一种动力障碍性疾病，而不是 DGBI。放射性核素检查提示胃排空明显延迟才能诊断胃轻瘫。严重的胃轻瘫会导致呕吐、纳差和体重减轻。然而，轻度胃轻瘫（胃排空轻度延迟）可以没有任何症状。诊断 FD 或胃轻瘫很容易混淆。在多数情况下，曾被诊断为胃轻瘫的患者会到门诊就诊。对于仅有轻微的胃排空延迟的患者，其症状由 FD 引起。

治疗 大多数健康人也存在消化不良症状，但因胃镜检查费用较高，医生可以考虑在做胃镜前先治疗未经检查的消化不良患者。处理消化不良需要详细询问病史，治疗可能重叠的 GERD 与幽门螺杆菌感染，尤其是在幽门螺杆菌感染高发地区（建议采用"检测和治疗"原则）。然而，一旦发现警报征象，则应进行胃镜检查。功能性消化不良的治疗包括安慰、教育指导、改善生活方式和饮食（即少食多餐，避免高脂饮食）。建议患者避免应用非甾体抗炎药、饮咖啡、饮酒和吸烟，这些建议虽未得到科学证实，但似乎是合理的。

如果患者确诊 FD 且胃镜检查阴性，需要进一步区分为 PDS 和（或）EPS，并选择对应治疗，因为不同的亚型治疗方案不同。

首先是药物和心理治疗。由于 PDS 亚型与进餐后胃舒张功能障碍相关，可尝试使用胃舒张剂丁螺环酮。在美国以外地区，促动力剂伊托必利和胃底松弛剂阿考替胺已被证实可以改善消化不良症状。

在 EPS 中，内脏高敏感有助于解释疼痛。医生可以首先使用 H_2 受体拮抗剂（如法莫替丁或西咪替丁）或质子泵抑制剂（如奥美拉唑或艾司奥美拉唑），这是基于抑酸有效这一假说。神经调节剂（抗抑郁药），特别是三环类抗抑郁药（TCA）对 FD 患者有效。也可以考虑使用某些促动力剂，尤其是同时有止吐作用的药物（如甲氧氯普胺）。心理治疗，如认知行为疗法，也是有效的，特别是当患者存在焦虑、抑郁症状或对健康过度担忧时。

B2. 嗳气症

每个人都会出现嗳气。嗳气是一种正常的生理现象，即气体从食管或胃内逸出并在咽部发出声音，它常被儿童和青少年的炫耀所"美化"。但当过多的嗳气令患者或他人感到不适时则考虑为疾病。根据气体反流的起始部位，嗳气分为两个亚型：

B2a. 过度胃上嗳气（源自食管）

B2b. 过度胃嗳气（源自胃）

病理生理学　当吞咽时，气体会伴随食团或液体进入胃内，并积聚于近端胃。人体存在一个排气系统保护胃不受极度拉伸，而食管下括约肌（lower esophageal sphincter，LES）作为屏障，可阻止气体和食物从胃内反流进入食管。当胃被气体扩张或拉伸时，LES松弛，从而气体进入食管。然后，食管上括约肌（upper esophageal sphincter，UES）松弛，气体逸出，导致嗳气。

大部分患者，胃上嗳气只发生于食管。膈肌下移，类似深吸气。这导致胸腔形成负压，从而将气体滞留于食管内，然后再释放。相反，当LES松弛时，胸腔压力升高，气体从胃内逸出，发生胃嗳气。发生胃上嗳气和胃嗳气时UES均松弛。说话、分散注意力和睡眠时胃上嗳气会终止。胃上嗳气常与应激事件和焦虑状态相关，并影响患者生活质量。过度嗳气也可见于焦虑症、强迫症和神经性贪食症患者。

临床评估

嗳气症的罗马Ⅳ标准（B2）

必须包括以下所有条件：

令人不适的嗳气（以致影响日常活动），源自食管或胃，超过每周3日

B2a. 过度胃上嗳气（源自食管）

B2b. 过度胃嗳气（源自胃）

支持诊断标准：

1. 观察到频繁、反复的嗳气，支持胃上嗳气

2. 胃嗳气尚无明确的临床关联

3. 必要时需要进行腔内阻抗检测来区分胃上嗳气和胃嗳气

详细了解病史有助于诊断。当得知嗳气不是由胃或肠产生的气体引起，而是来自吞咽的气体时，患者通常会非常惊讶。患者的伴侣、家人或他人可能会观察到患者吞咽气体，而患者本人全然不知。大量的嗳气更可能属于过度的和不受控制的胃上嗳气，可高达每分钟20次。如果症状令人烦恼，且技术条件允许，可

以应用食管阻抗/测压以明确诊断，并指导治疗。在拍摄X线片时，胃上嗳气患者胃内积气没有增加，而胃嗳气患者可能会出现扩大的胃泡区。

过度胃上嗳气　向患者解释嗳气症状和机制并使患者放心非常重要。当患者发现自己过度吞咽，吞入气体而导致嗳气症状时，吞咽行为才可能减少。医生通常建议进行饮食或行为调整（避免吮吸棒棒糖或咀嚼口香糖，提倡细嚼慢咽，避免碳酸饮料）。当FD或GERD患者主诉过度嗳气时，建议首先治疗其他症状。研究表明，有经验的语言治疗师、生物反馈和膈肌呼吸训练能成功治疗过度嗳气。当怀疑过度嗳气继发于精神疾病时，应将患者转诊至精神科进行评估和治疗。不管是否存在精神疾病，使用减压治疗通常是有效的。

过度胃嗳气　急性和严重发作的胃嗳气很少见，多见于智障患者。严重者可导致脏器扭转、梗阻，以及因腹腔内压力升高导致的呼吸困难。在这种情况下，放置鼻胃管减少胃内气体是治疗方法之一。另外，镇静剂有助于减轻反复吞气。慢性胃嗳气患者应避免饮用碳酸饮料，进食时细嚼慢咽。通过言语治疗减少气体吞咽也是可行的。膈肌呼吸法也有助缓解症状。巴氯芬能降低LES松弛频率和抑制吞气，对胃嗳气和胃上嗳气症状可能都有效。降低表面张力的药物，如活性炭或二甲硅油在肠道中可能阻止气体形成，因而可能减轻症状。然而，支持它们有效的科学证据暂时有限。

B3. 恶心和呕吐症

恶心是即将要呕吐的感觉，呕吐是胃肠内容物通过口腔用力排出的过程。恶心/呕吐可表现为恶心和呕吐，亦可单纯表现为恶心。反刍（反复反食）和反食毫不费力，与恶心或干呕无关，因此与该症状不同（见B4）。在罗马Ⅳ中，我们将恶心和呕吐合并为一种疾病，即慢性恶心呕吐综合征（chronic nausea and vomiting syndrome，CNVS）。我们还定义了周期性呕吐综合征（cyclical vomiting syndrome，CVS）和与使用大麻相关的大麻素剧吐综合征（cannabinoid hyperemesis syndrome，CHS）。慢性恶心和呕吐是很多其他疾病的常见症状。因此，医生需要排除其他疾病，如持续使用某些药物（如阿片类）、慢性疼痛、自主神经疾病［如体位性心动过速综合征（postural orthostatic tachycardia syndrome，POTS）］、慢性炎症性疾病（如炎症性肠病或其他器官的炎症）、脑部疾病（包括脑肿瘤）及精神疾病（如焦虑症和抑郁症）等。

B3a. 慢性恶心和呕吐综合征（CNVS）　通常表现为恶心而无呕吐，但严重时也会呕吐，且始终伴随恶心。症状可出现于一天中的任何时间，通常但并非总是与进食有关。医生必须排除进食障碍和反食（即呕吐无恶心）。

B3b. 周期性呕吐综合征（CVS） 特征表现为与进食无关的严重恶心、呕吐和干呕。每次发作持续数小时至数天，然后完全缓解。CVS常与偏头痛相关，或患者有偏头痛家族史。部分患者在CVS发作时可出现腹痛；腹痛发作但无呕吐可能为腹型偏头痛。值得注意的是，许多患者可以通过泡澡或淋浴的方式缓解症状。应用大麻并出现CVS症状的患者可诊断为CHS（见B3c）。

B3c. 大麻素剧吐综合征（CHS） 与大麻使用增加相关的一个新病名。在一些患者中，持续和频繁地使用大麻可发生这种综合征。临床特征与CVS非常相似。但通常停用大麻后，症状可消失。

病理生理学　与CNVS、CVS和CHS相关的生理学特征很难被理解。这些综合征不同于胃轻瘫，因其与胃排空延迟无关，也不同于功能性消化不良，因为不存在胃松弛障碍。CNVS可能存在心理障碍或行为异常。CVS常合并自主神经系统失调。CVS的发作也与偏头痛有一些共同特征（有时被误诊为偏头痛）。这些特征包括发作的周期性、无症状的缓解期、发作模式的固定性，以及相关的苍白、高敏感和疲劳症状。与恶心和呕吐综合征容易混淆的其他疾病包括食物过敏和不耐受。CHS与使用大麻相关。然而，一些大麻素可对抗恶心和呕吐，而另一些大麻素可导致反复呕吐，具体取决于剂量。一些恶心和呕吐的患者存在心理障碍，焦虑和抑郁更常见于成人患者。

临床评估

恶心和呕吐症的罗马Ⅳ标准（B3）

B3a. 慢性恶心和呕吐综合征（CNVS）

必须包括以下所有条件：

1. 令人不适（以致影响日常活动）的恶心，出现至少每周1日和（或）呕吐发作每周1次或多次

2. 不包括自行诱发的呕吐、进食障碍、反食或反刍

3. 常规检查（包括胃镜检查）未发现可解释上述症状的器质性、系统性或代谢性疾病证据

B3b. 周期性呕吐综合征（CVS）

必须包括以下所有条件：

1. 有固定模式的发作性呕吐，呈急性发作，持续时间少于1周

2. 最近1年内间断发作至少3次，近6个月发作2次，间隔至少1周

3. 发作间期无呕吐，但可存在其他的轻微症状

支持点：

偏头痛史或偏头痛家族史

B3c. 大麻素剧吐综合征（CHS）

必须包括以下所有条件：

1. 固定模式的呕吐发作，在发作形式、时间和频度上与周期性呕吐综合征（CVS）类似

2. 在长时间过量使用大麻后发病

3. 在坚持戒断使用大麻后，呕吐发作减轻

支持点：

可能与病态的沐浴行为有关（长时间用热水泡澡或淋浴）

　　必须除外其他胃肠道和非胃肠道疾病导致的恶心和呕吐。其他消化疾病包括胃轻瘫、胃或肠梗阻、炎症性肠病、胃或十二指肠溃疡或肿瘤。非胃肠道疾病包括脑部疾病（如肿瘤或血管畸形）、代谢疾病（包括未控制的糖尿病）、慢性感染和晚期癌症。一般情况下，当出现急性发作（首次或突然发生）时，需要进行更广泛的评估。然而，根据该诊断的定义，恶心和呕吐症状必须存在 6 个月以上，是慢性的，因此重点是治疗。不管怎样，实验室检查需在患者首次就诊时进行，即便症状已存在数月。这些检查包括评估贫血的血液检查、肝功能检查和评价胆胰疾病（即胆囊、胆管和胰腺疾病）的脂肪酶检查，以及评估胃或十二指肠溃疡、梗阻或肿瘤的上消化道内镜检查。

　　治疗　止吐药（即减轻恶心和预防呕吐的药物），包括昂丹司琼或异丙嗪，通常对恶心和呕吐有效。根据需要开具处方，每日最多 3 ～ 4 次。抗抑郁药如米氮平因其止吐作用而被用于呕吐的慢性预防。对于 CVS，急性发作时使用止吐药如异丙嗪或昂丹司琼及补液治疗。为预防发作，神经调节剂如米氮平或奥氮平能有效减少恶心和呕吐。有时抗惊厥药如左乙拉西坦或唑尼沙胺可预防 CVS 发作。CHS 的最佳治疗方法是停用大麻。

B4. 反刍综合征

　　"反刍"可能会让人联想到牛（也被称为"反刍动物"），胃逆向蠕动造成反食并咀嚼。或者可能会联想到"深思熟虑"这一心理学术语。然而，反刍综合征（B4）作为一种 DGBI 与之完全不同：它是指刚咽下的食物被反复地、毫不费力地反流至口腔，重新咀嚼后再咽下或吐出。这种行为首次报道于中世纪，当时的街头艺人会吞下多种物体，并根据要求把它们吐出来。现在，这种行为作为一

种临床疾病很少被提及。我发现许多医生将这种综合征误诊为呕吐或食管反流病。然而仔细甄别其独特的临床特征将有助于诊断。

病理生理学　当食管下括约肌（LES），即分隔食管与胃的肌肉，出现松弛的同时膈肌节律性地收缩，导致腹内压增高，就会发生反刍。腹压增高迫使胃内容物向上通过 LES 和食管进入口腔。此时，患者重新咀嚼并再吞下或吐出食物。这种疾病临床上首次报道于智力障碍的患儿，它被认为是一种自我刺激的习惯。在成人中，反刍综合征可能与心理障碍同时发生。应激性生活事件可能会在一些患者中诱发症状发生。反刍也可能与进食障碍有关，如神经性贪食，患有这种疾病时食物更常被吐出而不是重新咽下。

临床评估

反刍综合征的罗马Ⅳ标准（B4）

必须包括以下所有条件：

1. 持续或反复地将刚咽下的食物反入口腔中，继之吐出或再咀嚼后咽下
2. 反刍之前无干呕

支持条件：

1. 毫不费力的反刍前通常无恶心
2. 反刍物含有可辨认的食物，无异味
3. 当反刍物变酸味后发作趋于停止

反刍可偶尔发生，也可在每餐出现。没有恶心、干呕或强烈的呕吐。反刍可在进食后数分钟内开始，常在食物因胃酸变酸味或苦味时停止。可能出现体重减轻，尤其与进食障碍相关。可出现烧心和食管糜烂，但这是由反食造成的，而不是 GERD 本身造成的。医生需要排除其他疾病，如 GERD、胃轻瘫、贲门失弛缓症、肠梗阻或功能性恶心和呕吐综合征。胃镜和食管测压可发现该病的典型表现并证实其诊断。然而，仔细询问病史往往足以做出诊断。

治疗　调整生活方式、药物、手术和行为治疗在不同程度上对反刍综合征有一定疗效。咀嚼口香糖可能有助于儿童反刍治疗。质子泵抑制剂如艾司奥美拉唑或奥美拉唑用于治疗烧心和在反食时保护食管黏膜。巴氯芬抑制 LES 松弛，可降低反刍发作频率。行为矫正是反刍综合征的主要治疗方法。膈肌呼吸是行为矫正的一种方式，可减少反刍，也有放松作用[26]。上述治疗无效的患者可考虑食管裂孔疝手术（Nissen 胃底折叠术）。

张艳丽　郭晓娟　翻译

李晓青　任渝棠　审校

C. 肠道疾病[18]

功能性肠病很常见，各年龄段和社会阶层的人都有可能发病，最常见的症状包括腹痛（常位于下腹）、腹泻、便秘和腹胀（可任意组合）。肠易激综合征（irritable bowel syndrome，IBS）和功能性便秘（functional constipation，FC）是最常见的功能性肠病，IBS 要求同时存在腹痛和排便习惯改变，这两种疾病的症状可能出现重叠或转换。较少见的肠道疾病包括功能性腹泻、功能性腹胀和阿片引起的便秘。上述疾病在症状数量、强度、发作频率和严重程度上存在一定的特异性。

在研究中使用诊断标准来区分不同疾病是必要的。但是，在临床实践中没有必要严格区分诊断，而且治疗也可能有重叠。例如，IBS 便秘型（IBS-C）患者可能与功能性便秘有重叠，IBS 腹泻型（IBS-D）患者可能与功能性腹泻有重叠。区别在于是否存在疼痛及其影响。对于 IBS-C 和 IBS-D，疼痛是主要的症状，而对于功能性便秘或功能性腹泻，没有疼痛或疼痛只是次要症状。遗憾的是，很多医生并不熟悉罗马标准，认为这些类别中的患者只是有 IBS 或"功能性的"问题，这意味着患者有精神问题或无法治疗。这种常见的错误会影响诊断决策的制定和实施合适、有针对性的治疗。

C1. 肠易激综合征

虽然肠易激综合征（IBS）不是肠-脑互动异常中最常见的，但它是患者、医生和媒体认识最多的疾病。然而，将所有肠道疾病都诊断为 IBS 会影响适当的治疗。IBS 其实是一种反复发作的与排便相关的以腹痛为特征的功能性肠病。排便习惯异常，如便秘、腹泻或便秘与腹泻交替，以及腹胀和腹部膨胀都是典型的症状。IBS 诊断需符合以下标准：腹痛与排便相关，近 3 个月内平均发作至少每周 1 日，伴有排便频率和粪便性状（外观）改变。根据排便习惯改变的主要表现——依据至少有 1 次排便异常时的粪便性状，IBS 分为 4 个主要亚型：

C1a. IBS 便秘型（IBS with predominant constipation，IBS-C）

C1b. IBS 腹泻型（IBS with predominant diarrhea，IBS-D）

C1c. IBS 混合型（IBS with mixed bowel habits，IBS-M）

C1d. IBS 不定型（IBS with unspecified bowel habits，IBS-U）

应用 Bristol 粪便性状量表（BSFS）（＞代表"大于"，＜代表"小于"），IBS 的 4 个亚型分类如下：

IBS 便秘型（IBS-C）：＞ 1/4（25%）的排便为 Bristol 粪便性状 1 型或 2 型，

且＜ 1/4（25%）的排便为 Bristol 粪便性状 6 型或 7 型。或者，患者报告的不正常排便通常为便秘（如图 12 中的 1 型或 2 型）。

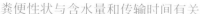
粪便性状与含水量和传输时间有关

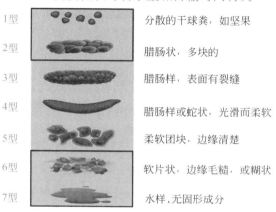

1型　分散的干球粪，如坚果

2型　腊肠状，多块的

3型　腊肠样，表面有裂缝

4型　腊肠样或蛇状，光滑而柔软

5型　柔软团块，边缘清楚

6型　软片状，边缘毛糙，或糊状

7型　水样，无固形成分

IBS亚型：区分依靠粪便性状

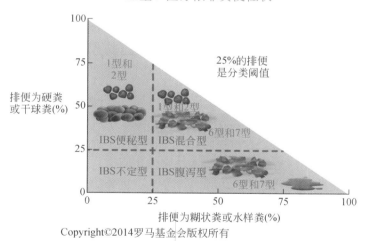

图 12　Bristol 粪便性状量表（BSFS）及其在诊断腹泻和便秘中的应用。BSFS 是评估排便习惯的有效工具，可作为反映结肠传输的可靠代替标志物。应使用 BSFS 进行 IBS 亚型诊断。当患者每月至少有 4 日排便异常时 IBS 亚型分类更准确。排便习惯亚型应基于患者排便异常时的 BSFS 情况分类[18]

IBS 腹泻型（IBS-D）：＞ 1/4（25%）的排便为 Bristol 粪便性状 6 型或 7 型，且＜ 1/4（25%）的排便为 Bristol 粪便性状 1 型或 2 型。或者，患者报告的不正常排便通常为腹泻（如图 12 中的 6 型或 7 型）。

IBS 混合型（IBS-M）：＞1/4（25%）的排便为 Bristol 粪便性状 1 型或 2 型，且＞1/4（25%）的排便为 Bristol 粪便性状 6 型或 7 型。或者，患者报告的不正常排便通常为便秘和腹泻（参照图 12，在不正常排便中＞1/4 为便秘，＞1/4 为腹泻）。

IBS 不定型（IBS-U）：患者符合 IBS 的诊断标准，但其排便习惯无法准确归入以上 3 型中的任何一型。或者，患者报告的不正常排便（腹泻和便秘）为少见。

病理生理学　多种因素可以导致 IBS 症状。遗传因素、环境因素和心理社会因素会增加 IBS 的风险。诱发 IBS 症状发作或加重的因素包括既往胃肠炎（即感染后 IBS）、食物不耐受、激素变化（如月经、慢性应激）和其他精神心理因素，包括早期创伤。胃肠道动力的改变、内脏高敏感、肠道通透性增加、肠黏膜免疫激活、肠道菌群改变，以及脑-肠功能异常的任意组合都会导致症状的发生。

临床评估

肠易激综合征的罗马Ⅳ标准（C1）

反复发作的腹痛，平均发作至少每周 1 日，伴有以下 2 项或 2 项以上：

1. 与排便相关
2. 伴有排便频率的改变
3. 伴有粪便性状（外观）改变

诊断 IBS，患者需要符合罗马Ⅳ标准，且未患可能产生相同症状的其他疾病。病史采集应该包括症状是否在胃肠道感染后出现。饮食评估包括检查影响排便习惯和可能加重 IBS 症状的食物成分（关注奶制品、小麦、麸质、咖啡因、水果、蔬菜、果汁、甜软饮料和口香糖的摄入）。简单的心理社会评估应包括心理因素、主要生活事件和共存的精神疾病，尤其是焦虑和抑郁。体格检查应包括全面腹部检查（腹部压痛和其他异常体征、肠鸣音等）。直肠指诊可以排除外痔和直肠肿物，也可以判断括约肌是否无力或不能完全松弛。根据检查结果决定是否进行诊断性检测和血液化验来排除乳糜泻和炎症性肠病。老年患者，通常需要进行结肠镜检查。IBS 患者也可能合并其他共存的胃肠道症状或非胃肠道症状，包括功能性消化不良、头痛、疲劳、纤维肌痛和盆底疾病，所有这些可能需要进一步的评估和同时治疗。

诊断评估需要考虑多种因素。例如，最近出现轻微症状的年轻患者比老年患者或有其他临床发现的患者需要更少的评估。但出现警报征象或"红旗征"（red flag）时，医生应考虑做更多的检查。警报征象可能包括：①直肠出血或粪便隐血阳性；②缺铁性贫血；③体重减轻；④结肠癌或炎症性肠病家族史；⑤异常体格检查或实验室检查；⑥发热；⑦年龄大于50岁。如果出现以上任意一项，医生可能安排结肠镜或其他检查，包括CT扫描、粪便检验和其他血液检验。另外，根据临床上以腹泻或便秘为主要表现的不同，选择的诊断性检查会有所不同。如果以腹泻为主，医生可能安排结肠镜和活检来排除显微镜下结肠炎，甚至做胃镜和活检来鉴别乳糜泻。如果以便秘为主，医生可能通过标志物传输试验评估结肠排空速度或肛门直肠压力测定。一旦完成评估，下一步的重点便是治疗。如果患者后来出现新的不同性质的疼痛，体重减轻或有异常的体格检查或实验室检查发现，需重复进行诊断性检查。

治疗　IBS的治疗首先是解释病情，告知患者这是一种良性疾病，向患者说明诊断性检查的用处及治疗选择的安全性。医患关系是有效治疗的基石，在此基础上，根据症状的类型和严重程度以及相关社会心理问题的特点予以针对性的治疗。尽管疼痛、腹泻和其他症状看似很可怕，但医生必须传达给患者这些症状并不代表疾病很严重。过度的担心可能会加重对症状的体验，并导致与症状本身同样的痛苦。这也可能导致不合理的甚至是危险的检查和操作。放松大脑，放松肠道。

生活方式的改变，如运动、减压和调整睡眠，可能会改善IBS症状。轻度IBS-C患者可以考虑补充膳食纤维，但不可溶性纤维，尤其是麦麸，可能会加重腹部膨胀和胀气。

让我们谈谈饮食到底对IBS有没有帮助。对于IBS-D患者来说，低FODMAP（fermentable oligosaccharides，disaccharides，monosaccharides，and polyols，可酵解的低聚糖、双糖、单糖和多元醇，包括糖醇如山梨醇、甘露醇、木糖醇和麦芽糖醇）饮食可能通过减少肠道内酵解来改善症状。这些不易吸收的食物成分被细菌酵解产生气体，从而加重疼痛、腹胀和腹泻。限制饮食中小麦、果聚糖或麦麸的摄入可能改善部分IBS患者的症状。然而，有些食物也可归为低FODMAP中，低FODMAP饮食对患者不一定有效。限制饮食有助于确定引发症状的食物，因此如果某些食物没有引起症状，就不应该再限制了。可以通过限制这些食物成分中任意一种来进行试验性治疗。但是，从我的患者中看到，即便限制饮食无益处，仍然有一些患者继续低FODMAP饮食或限制麦麸。进行饮食限制试验的患者需要医生或营养师的饮食指导，这是首先要做的，以明确限制饮食是否有益处。如果没有益处，就应该放弃限制饮食。如果限制FODMAP饮食症状得到了改善，就应该再逐步恢复一些食物以便只限制引起症状的食物。

有时我会看到患者过度限制饮食，导致营养缺乏。当进食引起疼痛时会导致过度限制饮食，患者通过减少进食量来避免疼痛，称为"畏食"（害怕进食）。另一些人过度限制进食的食物种类，因为他们认为某种食物"不健康"，并会导致他们的症状，称为"完美食品症"。还有一组人可能会严重限制食物的数量以致出现营养不良，称为"回避限制性食物摄入障碍"（avoidance restrictive food intake disorder，ARFID），这是一种进食障碍。这些行为基于患者努力控制其症状。但是，医生需要确定哪些患者可以通过调整饮食和药物得到有效治疗，哪些患者需要心理健康专家的帮助重建功能障碍的思维障碍和进食行为。

对于症状轻微的 IBS 患者，如果是 IBS-C，可以间断补充膳食纤维，服用聚乙二醇或非处方泻药；如果是 IBS-D，可以用洛派丁胺。解痉药物如双环维林或莨菪碱可以减轻腹痛，尤其是进餐后的疼痛。非处方商品或"保健品"包括薄荷油、牛血清球蛋白、母乳低聚糖，以及益生元、益生菌可能有帮助。L- 谷氨酰胺是另外一种用于稳定肠道屏障的非处方商品（即治疗"肠漏"）。

患者症状严重或通过改变生活方式、加用非处方商品、饮食干预不能缓解症状时会使用处方药物。用药种类取决于症状类型和严重程度。对于腹胀或伴有腹胀的 IBS-D 患者，可考虑使用肠道不良吸收的抗生素利福昔明。对于 IBS-C，促分泌剂如利那洛肽、鲁比前列酮、普卡那肽，或刺激肠道的促动力药如替加色罗，都对疼痛和便秘有益。对于 IBS-D，可以尝试使用艾沙度林、阿洛司琼、考来烯胺、昂丹司琼和利福昔明。

当患者疼痛很严重或症状发作时合并有焦虑和抑郁，可以使用神经调节剂。神经调节剂可能包括三环类抗抑郁药（TCA），如阿米替林、去甲替林或地昔帕明，尤其是在伴有腹泻时可使用；或者选择性 5- 羟色胺和去甲肾上腺素再摄取抑制剂（serotonin-norepinephrine reuptake inhibitor，SNRI），如度洛西汀。

最后，认知行为治疗（CBT）、催眠疗法和正念冥想等心理治疗对于多数 IBS 患者是有效的。这些治疗是对药物治疗的补充，且在治疗结束后疗效仍持续[27]。

C2. 功能性便秘

许多人认为便秘意味着排便次数减少，但功能性便秘（functional constipation，FC），也称为慢性特发性便秘（chronic idiopathic constipation，CIC），与排便费力、排便次数减少和排便不尽感有关。这些患者虽然每天的排便次数可能是正常的（每周 3 次至每日 3 次），但是其他与用力排便或排便不尽相关的症状很常见。腹胀也是一个常见的表现，尽管 FC 很像 IBS-C，但腹痛不是其主要特点。

病理生理学　导致 FC 症状出现的原因有很多种。有证据表明 FC 容易有家族聚集性，但几乎没有证据支持遗传因素。对一些儿童的研究表明，儿童期的生活方式因素（低纤维摄入、液体摄入少、忽视排便信号）可能导致后期出现便秘。高纤维摄入和规律的运动可以减少便秘发生，但是增加液体摄入帮助不大。心理和行为特征如应激、焦虑和早期如厕训练会影响便秘、排便量和肠道动力。

功能性便秘包括三种主要类型：①正常传输型便秘；②慢传输型便秘，可能影响不同结肠肠段；③排便障碍型或直肠排出功能障碍。慢传输型便秘可以通过吞下不透 X 线标志物（如 Sitzmark、Intramarx），数天后根据残留在结肠内的标志物数量来评估。大于 1/3 的患者有直肠排出功能障碍。这些患者会报告排便费力和排出困难，这被称为不协调性排便或盆底功能障碍，是肛提肌（盆底）不完全松弛或直肠推进力不足所致，伴随堵塞感。其诊断可以通过直肠指诊或肛门直肠压力测定以明确。

大多数 FC 患者并不像 IBS 患者那样表现出内脏高敏感。但是，有些患者表现为直肠感觉功能减退（直肠敏感性下降），有些表现为自主神经系统功能障碍和其他改变，如神经递质水平降低和间质细胞（一种位于组织功能细胞之间的细胞）减少。

临床评估

> **功能性便秘（FC）的罗马Ⅳ标准（C2）**
>
> 1. 必须包括下列 2 项或 2 项以上：
> a. 1/4（25%）以上的排便感到费力
> b. 1/4（25%）以上的排便为干球粪或硬粪
> c. 1/4（25%）以上的排便有不尽感
> d. 1/4（25%）以上的排便有肛门直肠梗阻 / 堵塞感
> e. 1/4（25%）以上的排便需要手法辅助（如用手协助排便、盆底支持）
> f. 每周自发排便少于 3 次
> 2. 不用泻剂时很少出现稀粪
> 3. 不符合肠易激综合征的诊断标准

对 FC 患者的流行病学调查发现，FC 最常见的症状分别为排便费力（79%）、粪便干硬（71%）、腹部不适（62%）、腹胀（57%）、排便次数减少（57%）和排便不尽感（54%）。其他因素可能导致继发性便秘（原发性便秘意味着未发现其他病因），包括低纤维饮食和药物（包括阿片类药物、解痉剂、三环类抗抑郁药、抗癫痫药和治疗高血压的钙通道阻滞剂）。其他疾病也可能导致便秘，包括结直肠癌、帕金森病、憩室病和内分泌疾病如甲状腺功能减退。便秘在老年人中更常见。

患者可能将自己的排便习惯误认为是便秘。有些患者认为不每日排便就是便秘，其实隔日排便一次或甚至每周两次排便也是正常的。有排便费力，即使每天排便，也可能提示不协调性排便（参见 F.肛门直肠疾病），这需要额外的评估和处理。有些患者在粪便还未到达直肠，把腹部不适和"不往下走"报告为便秘。所以，详细的病史采集应该包括症状的持续时间、排便频率、粪便性状（使用 BSFS 粪便性状量表），是否有腹痛、腹胀或腹部膨胀，以及任何排便困难的症状（包括排便费力、用力排便和排便不尽感）。

体格检查应该包括腹部体检以评估粪便是否残留在结肠，进行盆底和直肠检查以评估是否有盆底松弛不全或直肠前突。出现警报征象时应进一步评估，包括近期出现的严重便秘、非刻意的体重减轻（3 个月内体重减轻 > 10%）、直肠出血（没有痔疮或肛裂出血史）和结肠癌或息肉病综合征家族史。最后，如果患者有排便困难（不协调性排便），肛门直肠压力测定和球囊逼出试验可以明确盆底不协调，有时通过 CT 或钡剂排粪造影可发现其他的盆底问题，如导致排便困难的肠疝和直肠前突。

FC 的诊断需符合罗马 IV 标准、没有警报征象并排除其他诊断。但是，对于老年或新发便秘患者，需行结肠镜排除其他导致症状的疾病。

治疗　应该首先对患者进行教育，并停用导致或加重便秘的药物。饮食中应含有足够的纤维。安排规律的如厕时间（如早餐后或晚餐后）、必要时抬高脚使用脚蹬（如"蹲便器"）或使用低于地面的便池。治疗可以从高纤维饮食或补充纤维（如车前子、甲基纤维素）开始，可以考虑使用"渗透性"泻剂（如乳果糖、甘露醇和山梨醇），这些物质在小肠不被吸收，可以通过增加粪便体积、刺激肠道分泌和运动来加快传输。盐类泻剂（柠檬酸镁、硫酸镁、钠和磷酸二钠）会增加水分进入小肠和结肠；但老年人和有肾脏疾病的患者慎用这些药物。聚乙二醇是安全的，如症状严重，可将每天一次的剂量调整为更大剂量。刺激性泻剂（比沙可定、匹克硫酸钠、药鼠李树皮、芦荟和番泻叶）可以刺激肠道蠕动，这些药物可偶尔作为"补救"用药——便秘患者在治疗中 3 日或 3 日以上未排便时使用。我们不推荐每日使用这种药物。

如果患者调整饮食和非处方药无效，可能需要处方药。促分泌剂可增加液体进入肠道，使得排便次数增加、粪便变软、腹胀减轻。这些药物包括鲁比前列酮、利那洛肽和普卡那肽。促动力剂是通过加快粪便在结肠的传输达到促进动力的药物，这些药物包括普芦卡必利或替加色罗。如果有盆底肌松弛不全导致的排便困难（不协调性排便），可以选择肛门直肠生物反馈治疗。

C3. 功能性腹泻

功能性腹泻（functional diarrhea，FDr）的特点是至少 25% 的排便为松散粪或水样粪，通常无明显的腹痛或腹胀，或者很轻微。所以这些患者没有以腹痛为主的 IBS-D。

病理生理学　和其他 DGBI 一样，没有任何单一的病理生理学异常可以解释每位 FDr 患者的病因。胃肠道动力改变、脑 - 肠障碍、遗传和环境因素、既往感染（导致感染后 FDr）和心理社会因素都起到一定的作用。胃肠道动力加快被认为是 FDr 的最主要病因，有证据提示结肠推进性蠕动收缩增加和非推进性蠕动收缩减少（推进性蠕动收缩使得粪便在肠道内向前推进）。这会导致结肠传输加快和液体吸收减少，进而形成水样粪或松散粪。

临床评估

> **功能性腹泻的罗马Ⅳ标准（C3）**
> 必须满足以下 2 项：
> 1. 25% 以上排便为松散粪或水样粪，且不伴有明显的腹痛或腹胀不适
> 2. 应排除符合 IBS 腹泻型诊断标准的患者

FDr 的诊断应该依据细致的病史采集、体格检查和有限的诊断性检查。FDr 患者的腹泻是通过粪便性状而不是排便频率来定义的。使用 BSFS 记录排便日记来确定 6 型和 7 型粪便的比例是有帮助的（图 12）。通过询问饮食史可以排除由于进食过多乳糖或果糖引起的症状，也可以确定患者没有进食过多不能吸收的碳水化合物，如豆类和蔬菜。出现警报征象应该进行进一步的检查。警报征象包括非刻意的体重减轻、夜间腹泻、近期使用抗生素、便血（如果没有痔疮出血或肛裂）、大量腹泻、排便次数很多（> 6 ~ 10 次 / 天）、营养不良或结直肠癌、乳糜泻或炎症性肠病家族史。

体格检查应该是正常的。应该行肛门直肠检查来评估肛门括约肌张力（对于失禁和不协调性排便的患者尤其重要）；明确有无肿块、肛裂或痔疮（对便血患者尤其重要）。所有慢性腹泻的患者都应该行血液化验包括血常规和 C 反应蛋白项目，如果怀疑甲状腺功能亢进应行甲状腺功能检查。组织型谷氨酰胺转移酶（tissue transglutaminase，TTG）可以明确有无乳糜泻。粪便化验应评估白细胞，如果临床怀疑炎症性肠病（IBD）应查钙卫蛋白，如怀疑胰源性吸收不良应查粪便弹性蛋白酶。大量腹泻时，应收集 24 小时粪便评估大便增加的量，脂肪含量是否增加（提示吸收不良）和是否用了泻剂。经验性治疗无效的患者、有警报征象的患者和所有 50 岁以上的患者应行结肠镜检查，分别从右半结肠和左半结肠随机活检来排除显微镜下结肠炎。

治疗　FDr 患者的治疗主要是借鉴其他疾病（如 IBS-D）研究而进行的经验性治疗。饮食调整和补充纤维尚未被充分评估。在 FDr 和 IBS-D 患者，洛派丁胺（一种阿片类药物）可以改善排便频率和粪便性状，以及排便急迫感和失禁。

考来烯胺用于短期治疗继发于胆酸吸收不良的 FDr 患者是安全有效的。抗生素如利福昔明和 5-HT$_3$ 受体拮抗剂如阿洛司琼或昂丹司琼可能都可以改善腹泻症状，但没有在 FDr 患者中专门验证过。对 FDr 患者进行心理治疗的数据有限。但是，由于腹泻有可能是一种生理性应激反应且可能与焦虑有关，这种治疗也是合理的。

C4. 功能性腹胀 / 腹部膨胀

功能性腹胀 / 腹部膨胀（functional abdominal bloating/distension，FAB/FAD）这种疾病的特点是反复发作的腹部胀满感、压迫感或气体堵胀感（如腹部胀气，FAB），或腹围增加（如腹部膨胀，FAD），不能用其他 DGBI 来解释，可以合并轻度腹痛或轻微排便异常。FAB 和 FAD 可能单独存在，但多数情况出现在同一个人身上，所以它们被归类在一起（功能性腹胀 / 腹部膨胀），尽管它们是两种不同的症状、体征。

病理生理学　腹胀的病理生理学原因未完全被阐明，部分原因是不同患者的病因不同。这些病因包括内脏高敏感、肠道气体传输异常、直肠排气障碍、结肠内发酵、小肠细菌过度生长和肠道微生态改变。腹部膨胀的病理生理学原因认为是膈肌和腹壁肌肉的反射异常，通常（但不总是）在进食后出现。这种反射称为腹膈协同失调，导致膈肌下压、腹直肌松弛，从而出现腹部膨隆[28]，这与肠道气体增加无关。而且，在某些患者肠道传输减慢会加重腹部膨胀。

临床评估

功能性腹胀 / 腹部膨胀（FAB/FAD）的罗马Ⅳ标准（C4）

必须包括以下 2 项：

1. 反复出现的腹胀和（或）腹部膨胀，平均至少每周 1 日；腹胀和（或）腹部膨胀较其他症状突出

2. 不符合肠易激综合征、功能性便秘、功能性腹泻或餐后不适综合征的诊断标准

腹胀可伴有轻度腹痛以及轻微的排便异常

FAB/FAD 是通过病史采集、体格检查和进行有限的诊断检查来确诊。腹胀和（或）腹部膨胀的评估应该从细致的病史采集开始，包括症状开始时间、是否有提示其他 DGBI 的症状、症状与饮食（小麦、乳制品、果糖、纤维、不可吸收的糖类）的关系和排便习惯。应该评估警报征象，包括贫血和非刻意的体重减轻，因为这些可能提示吸收不良。FAB/FAD 的症状通常在白天会加重，尤其是在餐后，在

夜间会好转。白天（日间）腹胀加重常会伴腹围增加；重要的一点是腹部膨胀通常不是恒定不变的，如果腹部膨胀恒定，要考虑其他的诊断。在体格检查时，医生应该关注腹部膨隆（腹围明显增加）。膨隆的腹部可能与异常肠鸣音（梗阻时增强和麻痹时减弱）、包块（如可触及的扩张的结肠提示粪块、增大的肝脏或肠道肿瘤）和液体（如腹水）有关。腹部 X 线可评估是否存在粪性梗阻、肠梗阻或假性肠梗阻。血常规检查可以评估是否有贫血或炎症，盆腔检查可以排除引起腹部膨胀的妇科原因（如较大的卵巢囊肿或纤维瘤）。为明确乳糜泻可行血液化验 TTG，再做胃镜检查和十二指肠活检；小肠细菌过度生长可通过培养或呼气试验进行评估。

　　治疗　针对 FAB/FAD 患者开展的治疗性临床试验不多。大多数研究评估的是其他 DGBI 相关的腹胀。可以尝试使用二甲硅油和其他消泡剂（如 Gas-X）或薄荷油，但研究数据有限。促分泌剂如鲁比前列酮、利那洛肽和普卡那肽可以减轻 IBS-C 患者的腹胀症状，但对 FAB/FAD 患者没有做过此类试验。神经调节剂，包括三环类抗抑郁药如地昔帕明或 5- 羟色胺和去甲肾上腺素再摄取抑制剂如度洛西汀可能改善腹胀的感觉。以我的经验，神经调节剂通过阻断产生腹部膨胀的疼痛 / 腹胀的反射弧，从腹膈协同失调（abdomino-phrenic dyssynergia，APD）角度减轻腹部膨胀。也可以考虑认知行为治疗，但疗效不确切。新斯的明（一种促动力剂）被证实可以清除大量的气体。新斯的明和溴吡斯的明可以帮助清除假性梗阻产生的气体（表面上看是由于动力太慢出现梗阻，其实不然），但是它们治疗 FAB/FAD 的价值尚不明确。

C6. 阿片引起的便秘

　　随着社会上阿片的使用更加广泛，罗马Ⅳ中这一新分类逐渐被熟知。OIC 是胃肠道和中枢神经系统症状谱的一部分，可能重叠或加重其他 DGBI 的症状。例如，FC 可能重叠或加重阿片引起的便秘（opioid-induced constipation，OIC）（反之亦然），这也经常被称为阿片相关的便秘（opioid associated constipation，OAC）。

　　病理生理学　阿片作用于肠道的阿片类化学受体（μ 和 δ）以减缓肠道动力和分泌，所以便秘是阿片类药物常见的副作用。长期使用阿片类药物的其他症状包括胃轻瘫（胃排空延迟）、假性肠梗阻（整个胃肠道蠕动减慢），以及这里讨论的 OIC。由于阿片类药物对恶心中枢的影响，可能出现恶心和呕吐的副作用。

　　临床评估

> **阿片引起的便秘（OIC）的罗马Ⅳ标准（C6）**
>
> 1. 在开始使用阿片、改变剂型或增加剂量过程中新出现的或加重的便秘，且必须包括下列 2 项或 2 项以上：

a. 1/4（25%）以上的排便感到费力

b. 1/4（25%）以上的排便为干球粪或硬粪（BSFS 1 ～ 2 型）

c. 1/4（25%）以上的排便有不尽感

d. 1/4（25%）以上的排便有肛门直肠梗阻 / 堵塞感

e. 1/4（25%）以上的排便需要手法辅助（如用手协助排便、盆底支持）

f. 每周自发排便少于 3 次

2. 不用泻剂时很少出现稀粪

    OIC 的诊断应该依据临床病史、体格检查和有限的诊断检查，它和慢性便秘的评估类似。但是，第一步是先确定便秘症状和阿片类药物使用是否存在时间关系（见诊断标准）。如果确实存在这种关系，医生应该确定便秘症状的类型、严重程度和频率（如排便次数减少、排便费力、排便不尽感、粪便干硬）。应该获悉警报征象的出现，如非刻意的体重减轻、直肠出血（没有痔疮或肛裂出血病史）、结肠癌（或家族性息肉病综合征）家族史。体格检查评估确定是否有明显的粪便潴留，表现为结肠充盈或结构异常，如导致症状的腹部肿块。肛门直肠的检查评估导致肠道梗阻或盆底不完全松弛（不协调性排便）的结构因素。如果需要行简单的实验室检查（如血常规、代谢指标、血清钙和促甲状腺激素）是合理的，腹部 X 线可以发现粪便嵌塞及堵塞粪便的量。50 岁以上的患者（或 45 岁以上非洲裔美国人）及有警报征象（如贫血、非痔疮或肛裂引起的便血、结直肠癌家族史）的患者应该行结肠镜检查。OIC 患者生活质量显著下降。

    治疗 最好的治疗是停用阿片类药物。如果不能停用，再考虑其他治疗选择。如果 OIC 比较轻微，初始治疗与功能性便秘的治疗相似。鲁比前列酮被 FDA 批准用于成人 OIC 的治疗；也可以尝试利那洛肽和普卡那肽。OIC 的其他治疗选择还包括特异性外周作用 μ 阿片受体拮抗剂（peripherally acting mu opioid receptor antagonists，PAMORA）。这些药物治疗 OIC 的特异性靶点在于阻断或最小化阿片类药物对肠道分泌和结肠蠕动的副作用，同时保留其中枢痛觉。目前可使用的有三种药物：甲基纳曲酮、纳洛酮和纳地美定。

D. 中枢介导的胃肠道疼痛病 [19]

慢性腹痛的历史观点

    要理解中枢介导的胃肠道疼痛病（以前称为功能性腹痛综合征），我们首先需要深入了解一下脑-肠轴的起源及其与疼痛的关系。关于脑-肠轴的记载源自

20世纪40年代，当时麻醉师亨利·比彻（Henry Beecher）研究了第二次世界大战中受伤的士兵。他发现士兵们在受伤时很少或没有感到疼痛，也不需要用吗啡止痛。然而，后来在医院，报告的疼痛加重，吗啡的需要量也增加。比彻推测在前线时，受伤使士兵对重返安全的期望增加：它意味着一张"通往医院的门票"和安全。这种正性期待产生的情感成分阻止了受伤的疼痛体验。心理学家梅尔扎克（Melzack）和沃尔（Wall）后来的研究证实了疼痛不仅来源于受伤部位的神经，它向大脑发出信号。相反，大脑也可以通过脊髓的"闸门"双向系统改变躯体传递至大脑的神经信息。换言之，精神和情感因素可以通过减少达到大脑的信号来影响疼痛体验。1965年他们首次创建了"门控理论"，梅尔扎克和沃尔也因此而获得了诺贝尔生理学或医学奖。

我们来举一些现实生活中的例子。想象一下你在比赛中扭伤了脚踝，你的注意力集中在比赛上，这会阻断来自脚踝神经的疼痛信号，且在比赛结束前你可能都不会感到疼痛。有人说这是由于"肾上腺素"，这种说法是正确的。去甲肾上腺素（与肾上腺素类似）是一种神经递质，它可以阻断从躯体至大脑的神经信号。相反，研究表明当你经历严重应激时，大脑会下传信号至脊髓"开启闸门"，导致传递到大脑的神经信号增加，放大疼痛体验，即使损伤轻微或无损伤。同样，催眠可以减轻疼痛，或者它可以诱发躯体某些特定部位的疼痛。所以，我们了解到脑－肠轴、门控通路有一个"开关"机制，如图13所示。疼痛信号可以从肠道传至大脑，大脑也会相应地传递神经信号至肠道以阻断（下调）甚至增强（上调）疼痛体验。

从急性疼痛到慢性疼痛

那么我们该如何解释慢性疼痛的起源，特别是当所有的胃肠道检查都是阴性时？现在我们有答案了。大脑和肠道通过脑－肠轴相互作用，其互动程度决定了胃肠道疼痛的体验。当肠道感染或肠梗阻时，神经信号在肠道水平非常活跃，大部分疼痛体验来自于疾病、损伤或感染。这是急性疼痛，治疗胃肠道损伤可以缓解疼痛。

慢性腹痛有所不同。临床上，我经常看到胃肠道疼痛的患者开始时偶尔或不经常发作，但随着时间的推移，疼痛变得严重且持续。我们称其发展成了慢性腹痛，并通过门控机制发作。我们知道，严重的情绪障碍会降低疼痛阈值，使疼痛的感觉增强；实际上，压力会"上调"低水平的神经信号，产生更明显的疼痛。我们还知道，当来自肠道的神经信号反复进入脊髓时，脊髓的神经就会放大到达大脑的信号。我们称这个为"发条"现象。由此，形成恶性循环：随着更多的疼

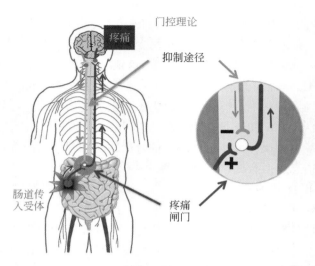

图 13　门控理论。这张图展示了脑-肠轴和胃肠道疼痛的门控理论。疼痛从肠道上传至脊髓背角。然后，二级神经元到达中脑和边缘系统。最后，三级神经元到达体验疼痛的大脑皮层（如扣带回和其他区域）。疼痛的门控理论解释了大脑具有促进或阻断（"闸门"）脊髓背角上传至大脑信号的能力，从而增强或减弱疼痛体验。这可以通过分散注意力、练习专注、冥想、催眠或神经调节剂等药物来实现。慢性胃肠道疼痛是由脑-肠通路互动失调引起的。内脏高敏感是指从胃肠道到脊髓和大脑的神经活动增加。在脊髓水平，到达大脑的活动增加同时大脑不能充分阻断或下调脊髓背角的上行信号（中枢高敏感）。神经调节剂的使用和行为治疗可以帮助重启这个失调的系统并减少疼痛

痛信号到达大脑，疼痛的严重程度会增加。

　　此外，严重的疼痛导致情绪障碍（如焦虑、抑郁、沮丧），反过来进一步降低疼痛阈值，周而复始。现在除了发生在肠道的内脏高敏感，发生在大脑和脊髓的中枢高敏感也可以导致慢性胃肠道疼痛。由于中枢高敏感，即使肠道损伤很小或没有损伤，慢性疼痛的脑-肠恶性循环也会产生慢性疼痛。但还有更多……

神经可塑性

　　20 世纪 60 年代我在医学院时，学习到脑细胞在人出生后是不会生长的；卒中或患有脑部疾病如阿尔茨海默病时，脑细胞会死亡。但是，现在我们知道，即使是成人的大脑也是有神经可塑性的。换言之，脑细胞会皱缩和生长。慢性的和严重的应激，早期创伤造成的创伤后应激障碍（post-traumatic stress disorder，PTSD）或慢性疼痛会导致脑细胞退化，称"神经退行性变"。脑成像研究显示，慢性胃肠道疼痛或严重应激患者的疼痛控制区域的细胞数要少于没有疼痛的患

者。相反，增加体力或脑力活动会促进神经细胞生长（也就是神经再生）。重要的是，脑细胞生长用于 DGBI 治疗时会带来持续的临床改善，如使用中枢神经调节剂和行为治疗。

10 多年来，Johannah Ruddy 经历了急性胃肠炎后出现的感染后 IBS 导致的严重的慢性腹痛[30]。巨大的压力和儿童期受虐待导致的 PTSD 加重了她的症状，而疼痛导致更多的压力、沮丧和生活质量下降，又使得疼痛进一步恶化。现在疼痛几乎消失了！对 Johannah 来说，合理使用药物、增强自我管理疾病、优化医患关系（参见第 3 部分）使这得以实现[30, 31]。Johannah 的故事使我们对慢性胃肠道疾病如何重新连接脑 - 肠轴和如何通过合适的治疗逆转这一过程有了更多新的理解。

医生需要做什么

从临床角度讲，医生应该识别患者的疼痛主要来源于肠道还是大脑，或两者兼而有之，这样才能优化临床互动和治疗计划。如果疼痛是间断的，与进食或排便相关，那么疼痛主要来自肠道的神经信号增加，治疗应针对肠道。相反，如果疼痛是慢性且比较严重的，不随肠道功能或机体活动而变化，而是与情感障碍有关，那是大脑的疼痛控制机制失调，治疗应该针对改善这一机制。

罗马Ⅳ分类将中枢介导的疾病（大脑在腹痛中起主导作用）分为两种，包括中枢介导的腹痛综合征（centrally mediated abdominal pain syndrome，CAPS）和一个新诊断的麻醉剂肠道综合征（narcotic bowel syndrome，NBS），也称为阿片引起的胃肠道痛觉过敏。

D1. 中枢介导的腹痛综合征

中枢介导的腹痛综合征（centrally mediated abdominal pain syndrome，CAPS）的特点是持续的或近乎持续的，或频繁发作的严重腹痛。它很少与肠道功能有关，且不能用其他疾病或 DGBI 来解释这些症状。CAPS 患者生活能力的许多方面均下降，包括工作、性生活、社会活动、家庭生活、照顾自己或他人。患者也可能经历其他的疼痛症状和疾患，如纤维肌痛、盆腔疼痛、慢性疲劳综合征。患者合并心理问题如焦虑、抑郁和创伤后应激障碍也不足为奇。疼痛往往持续很长一段时间，而且疼痛主宰着患者的生活。不幸的是，患者很容易去做很多通常不必要的检查来明确诊断或通过手术治疗疼痛。但是，这些检查结果都是阴性的，对"粘连"、"胆囊功能障碍"或"慢性憩室炎"行手术治疗也是错误的，因为它们被错误地认为是疼痛的病因，其实并不然。在引言中讨论的 Byers 的病例报告就是这样的例子。

病理生理学　我们刚才讨论了 CAPS 的生理基础。脑成像研究显示慢性胃肠道疼痛的患者在大脑的疼痛控制区域的功能异常，脑细胞数量减少。图 14 显示慢性胃肠道疼痛的患者脑细胞密度降低。

IBS大脑结构的改变

前中扣带回皮层变薄

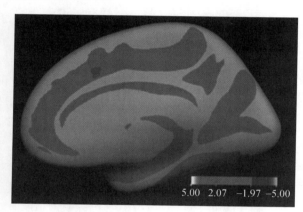
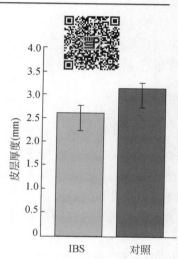

图 14　慢性胃肠道疼痛如何影响脑细胞密度。这张图显示了慢性胃肠道疼痛 IBS 患者与健康对照脑细胞密度的对比。脑成像红色区域显示控制胃肠道疼痛的前中扣带回皮层比正常薄。也展示了胃肠道疼痛（黄色柱）较对照（蓝色柱）变薄的数量
（引自：Blankstein U，et al. Altered brain structure in irritable bowel syndrome. Potential contributions of pre-existing and disease-driven factors. Gastroenterology 2010；138：1783-1789）

我们也知道慢性疼痛引起的心理压力会放大疼痛体验。慢性疼痛的患者普遍会出现焦虑、抑郁和 PTSD。疼痛体验会导致更多的困扰如缺乏控制感、脆弱感、丧失自我效能感、羞耻感，甚至耻辱感。这些影响为处理 CAPS 时使用心理治疗重建患者对疼痛的控制提供了进一步的依据。这也提示仍需要做大量的工作来教育医学工作者处理这类疾病的合理性和现代治疗的有效性。

临床评估

> **中枢介导的腹痛综合征的罗马Ⅳ标准（D1）**
> 必须包括以下所有条件：
> 1. 持续或近乎持续的腹痛

2. 与生理行为（如进食、排便或月经）无关或偶尔有关

3. 疼痛使日常功能的某些方面受限（包括工作、性生活、社会／消遣活动、家庭生活自理或他人能力的下降）

4. 疼痛不是伪装的

5. 疼痛不能用其他结构性疾病、功能性胃肠病，或其他疾病情况来解释

除了罗马Ⅳ标准，疼痛的持续时间也很重要。如前所述，急性腹痛的诊断方法与长期慢性腹痛完全不同。例如，对于急性腹痛，医生需要考虑肠梗阻、溃疡病、胰腺炎、炎症性肠病、憩室炎和胆囊疾病。这些疾病病程相对短，有经验的医生比较容易诊断。相反，如果疼痛是慢性的，如下所述，从已经做过的原始研究来看，可以考虑的诊断比较少，慢性疼痛就是诊断。

诊断评估包括临床和社会心理评估、症状报告行为观察、体格检查；在没有警报征象时，用保守和比较经济的方法排除其他疾病。

仔细的病史采集包括获得对疼痛的描述、疼痛的影响和后果。CAPS 的疼痛是持续、近乎持续或经常发生的，几乎每天发作，当症状非常严重时会丧失日常功能。疼痛与排便、进食或月经无关或偶尔有关。腹痛的部位不同于慢性盆腔疼痛，尽管这两种情况像其他慢性疼痛一样可能同时发生；疼痛经历往往是连续的，从童年开始，随着时间推移反复出现。与其他疼痛性疾病的重叠表明大脑不能控制来源于躯体各个部位的神经信号。

丧失史（如父母去世、子宫切除）、早期创伤或受虐待常见于 CAPS 患者。我的研究显示这些情况的出现不会导致 CAPS。但是，情绪障碍会加重疼痛的严重程度，降低应对能力[32, 33]。通过询问几个问题，医生能够评估 CAPS 的临床特征，识别主要的社会心理因素在疾病中起的作用，增强诊断的信心。

如果患者符合 CAPS 的罗马Ⅳ标准，有长期的疼痛病史，没有警报征象，没有其他诊断性发现，可以拟诊为 CAPS。现在医生必须把注意力从进一步检查转移到治疗上。有时，检查评估可能会发现一些其他疾病（如肾囊肿或胆囊结石）。但有辨别力的医生很清楚这些发现往往与疼痛无关，并告知患者。

治疗 CAPS 的治疗是建立在良好的医患关系之上的，提供的治疗包括药物治疗联合心理治疗。患者必须融入治疗关系中、共同承担责任、把注意力从评估和治疗转移到适应慢性症状上。医生需要接受 CAPS 是一种真正的疾病，提供安慰，体会患者的感受，制订现实的治疗目标，教育患者并让他们对病情放心，提供治疗选择，而不是指令。

疼痛的严重程度和致残程度有助于制订最佳的治疗方案。中枢调节剂可以改善疼痛，是治疗的基础。这些药物包括三环类抗抑郁药如阿米替林或地昔帕明，或 5- 羟色胺和去甲肾上腺素再摄取抑制剂（SNRI）如度洛西汀或米那普仑。5- 羟色胺再摄取抑制剂（SSRI）对于慢性腹痛无效。如果患者对药物没有反应，下一步是增加剂量或加用另一种中枢调节剂。我的研究显示如果一种神经调节剂无效，加用喹硫平是有效的[34]。脑-肠行为治疗，包括认知行为治疗（CBT）或催眠，可以补充药物治疗，联合治疗比单独治疗效果要好。罗马基金会拥有专门治疗 DGBI 包括 CAPS 的有经验的心理医生网站，如果有需要可以转诊至多学科功能性胃肠病中心或疼痛治疗中心以提供全面的评估和治疗。医生应该避免转诊至开阿片类药物处方的疼痛中心，因为这反而会加重症状（见下述麻醉剂肠道综合征）。

D2. 麻醉剂肠道综合征 / 阿片引起的胃肠道痛觉过敏

因为我是一名胃肠病医生，也接受过精神病学方面的培训，其他医生经常会给我转诊一些有长期严重腹痛并服用大剂量麻醉剂的患者。麻醉剂要么是鸦片——从罂粟植物中提取的（如可卡因或吗啡），要么是合成的阿片类药物（如羟考酮或氢吗啡酮）。这些年，我观察到这些患者大部分使用了大剂量的麻醉剂。更重要的是，给他们开的麻醉剂越多，疼痛就越剧烈。这是怎么回事？大约 15 年前，我发表了一篇描述一系列麻醉剂肠道综合征（NBS）患者的文章[35]。使用麻醉剂后，这些患者的疼痛受体反而"上调"，所以疼痛加重。如果真是这样，那么停掉麻醉剂会怎么样？给这些有严重疼痛的患者进行戒断在当时是一个可怕的提议，如果他们加重了怎么办？所以我把这些患者带回北卡罗来纳大学的医院，系统地给他们停用麻醉剂。结果表明他们的疼痛得到了改善[36]。图 15 展示了这些患者在不服用阿片类药物后疼痛评分的改善情况，这使得对 NBS 的认识更进一步，并成为罗马Ⅳ中的一个新的诊断标准。

从定义可以看出，NBS 的特点是持续或加大阿片类药物剂量反而导致或加重腹痛。这种疾病可能发生在 DGBI 患者或其他慢性胃肠道疾病如炎症性肠病或慢性胰腺炎患者身上，也可能发生在恶性或非恶性疾病引起的疼痛，甚至是手术后恢复期使用大剂量麻醉剂的患者身上。正如研究所示，NBS 患者的疼痛在停用阿片类药物后会明显改善或完全缓解。

病理生理学 NBS 在使用大剂量阿片类药物的患者中发生率仅为 5% 左右。但是，必须识别出这些患者才能给予合适的戒断治疗。NBS 发生最主要的原因是脊髓和大脑中被称为神经胶质细胞的特定细胞，暴露于阿片类药物后出现炎症

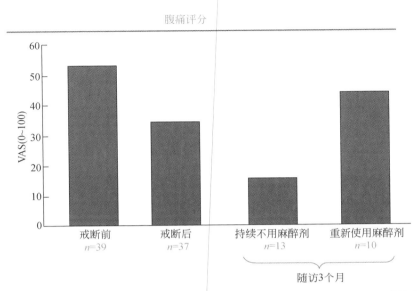

图 15　麻醉剂肠道综合征患者戒用阿片类药物后腹痛改善。该图显示麻醉剂肠道综合征住院患者进行阿片药物戒断并随访 3 个月的平均疼痛评分（0 ～ 100）。第一个柱形显示平均疼痛评分大于 50，但是停用阿片类药物约 7 天后，评分降至 35 左右。如果患者保持不用麻醉剂，疼痛评分进一步降至 17。但是，重新使用麻醉剂的患者，疼痛评分反弹至接近戒断前的水平。这项研究显示阿片类药物会导致更严重的疼痛[36]

（引自：Drossman DA, et al. Diagnosis, characterization, and 3-month outcome after detoxification of 39 patients with Narcotic Bowel Syndrome. Am J Gastroenterol. 2012；107：1426-1440）

反应或被激活。这会引起一种化学反应并使神经敏化而产生中枢高敏感，称之为阿片引起的中枢痛觉过敏，也称为 NBS。

临床评估

阿片引起的胃肠道痛觉过敏（NBS）的罗马Ⅳ标准（D2）

必须包括下列所有条件：

1. 慢性或频繁出现的腹痛，急性大剂量或长期使用麻醉剂治疗

2. 疼痛的性质和强度不能用目前或此前诊断的胃肠疾病来解释

3. 具备以下 2 项或 2 项以上：

a. 沿用或逐渐加大麻醉剂的用量，疼痛不能完全缓解，甚至加重

b. 减少麻醉剂用量时，疼痛明显加重；加至原剂量时，疼痛改善（冲高回落效应）

c. 疼痛发作频率、持续时间和严重程度进行性加重

> 必须大多数时间出现疼痛。
>
> 　　患者可能有结构性疾病的诊断（如炎症性肠病、慢性胰腺炎），但这些疾病的特点和活动性不足以解释患者的疼痛。

　　重要的是，NBS 的疼痛与疾病的严重程度不成比例，也可能发生在没有其他疾病的情况下。即便是合理的原因医生使用了麻醉剂而导致疼痛的加重，这也是主要的诊断特征。遗憾的是，医生往往意识不到这一点。随着持续的阿片类药物治疗使腹痛变得持续和严重，且可能与阿片类药物引起的便秘有关（OIC，如上述）。这些患者非常痛苦，且通常有焦虑和抑郁。这些患者可能做了大量的实验室检查，但结果通常是正常的。结合麻醉剂使用史、符合罗马 IV 标准及检查结果阴性，则足以诊断 NBS。

　　治疗　许多 NBS 患者不认为戒断麻醉剂是合理的选择。他们通常认为这是唯一对他们有帮助的药物，他们担心因为疼痛加剧而被抛弃。他们也感到了别人的侮辱，别人认为他们有"觅药行为"或有精神问题。通过建立信任和良好的沟通实现最佳的医患关系，是成功治疗的先决条件。医生一定要与患者合作，讨论 NBS 的特性和治疗选择，包括戒断。共情、接纳、明确疼痛的真实性和对患者生活的影响会促进相互的信任并达成一致的治疗计划。医生需要向患者阐明经过适当的治疗疼痛会减轻。治疗中需要逐渐停掉麻醉剂，通常静脉停药需要数天。中枢神经调节剂的使用可以提高患者的疼痛阈值，同时治疗并存的心理疾病[36]。在治疗过程中应该邀请患者的朋友和家人共同讨论治疗的目标，以确保他们在戒断过程中提供支持，并帮助防止戒断后复发。辅助治疗人员（如心理医生或精神医生、基层医生或医生助理）可帮助进行治疗。更重要的是，医生需要重申不管结果如何，他们愿意继续治疗患者。

樊文娟　翻译

李晓青　任渝棠　审校

E. 胆囊和 Oddi 括约肌（SO）疾病[20]

　　"我要发作胆绞痛了！"要理解这句话的意思，我们首先需要了解胆囊与胆管的结构和功能。胆囊是收集和储存肝脏所分泌胆汁的囊袋结构。胆汁经过肝管和胆囊管进入胆囊并储存起来，直至进餐。进餐后，胆囊收缩，胆汁通过胆囊管、胆总管和 Oddi 括约肌排入十二指肠。胆汁进入十二指肠和小肠，帮助分解脂肪，以助于消化吸收（图 16）。

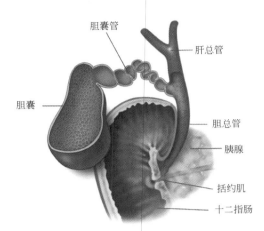

胆囊管
肝总管
胆囊
胆总管
胰腺
括约肌
十二指肠

图 16 胆囊和胆道系统解剖。肝脏分泌的胆汁经过肝内胆管、肝总管和胆囊管进入胆囊。进餐后，胆囊收缩，胆汁经过胆囊管、胆总管和 Oddi 括约肌进入十二指肠，参与脂肪的消化和吸收

有时胆囊内形成结石（胆石症），多数为胆固醇性结石，偶有色素性结石。大多数情况下，胆囊结石没有症状，结石只在胆囊内。但是，如果胆囊收缩把结石排出，可能嵌顿在胆囊管狭窄段。压力逆向传导至胆囊管和胆囊导致疼痛，称之为胆源性疼痛。胆结石嵌顿可导致典型的胆绞痛（图 17A），如图 17B 所示，胆石症的治疗方法为外科切除胆囊。

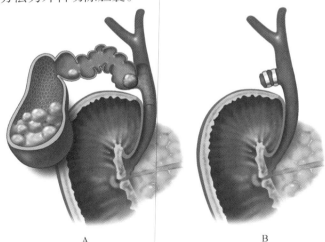

A
B

图 17 胆囊结石和切除胆囊后。A 图显示胆囊结石（胆石症）。胆囊结石嵌顿胆囊管，导致胆囊症状发作（胆囊炎）并发胆绞痛。胆囊切除术（一并去除胆囊和结石）是一种治疗选择。B 图显示胆囊切除术后的胆管系统（胆总管）。值得注意的是，即使没有胆囊，如果 Oddi 括约肌不能将胆汁排入十二指肠，随着胆汁积聚，胆管内压力会逐渐升高。胆管内压力升高也会导致胆绞痛，内镜下括约肌切开术可缓解胆绞痛

　　胆囊和 Oddi 括约肌功能障碍是主要的肠－脑互动异常，患者表现为胆源性疼痛，但没有证据表明是结构性原因，如胆结石、肿瘤、狭窄和其他类型的梗阻。这类疾病源于胆囊排空不良（胆囊功能障碍）或胆囊切除术后 Oddi 括约肌不能适当舒张使胆汁流入十二指肠。治疗采取胆囊切除术或内镜下切开松弛不足的括约肌。

E1. 胆源性疼痛

　　胆源性疼痛也称胆绞痛，是剧烈的、发作性的右上腹季肋区疼痛。一次发作可持续数小时，通常非常剧烈，伴有恶心、呕吐，患者会因此至急诊室就诊。

　　病理生理学　　疼痛发生于胆囊或胆管内压力增高。增高的压力会撑胀胆囊或胆管引起疼痛（绞痛）。

临床评估

医生需要确认，没有因结石、肿瘤或狭窄引起的梗阻。

> **胆源性疼痛的罗马Ⅳ标准（E1）**
> 疼痛位于中上腹和（或）右上腹，并符合以下所有条件：
> 1. 疼痛逐渐加重至稳定水平，持续 30 分钟或更长时间
> 2. 发作间歇期不等（不是每日发作）
> 3. 疼痛程度以致影响患者的日常活动或迫使患者急诊就医
> 4. 与排便的相关性不明显（<20%）
> 5. 改变体位或抑酸治疗，疼痛无明显减轻（<20%）
> 支持条件
> 疼痛可伴有以下表现：
> 1. 恶心和呕吐
> 2. 放射至背部和（或）右肩胛下区
> 3. 半夜痛醒

治疗　　治疗取决于胆源性疼痛的病因。

E1a. 胆囊功能障碍

　　胆囊功能障碍（functional gallbladder disorder，FGBD）的诊断需要符合罗马Ⅳ胆源性疼痛的标准，且胆囊存在，但是没有结石或沉渣（胆泥）。通常以经腹

超声或超声内镜排除其他疾病，超声是确定其他胆绞痛病因的精确方法。

病理生理学　FGBD 的病因被认为是胆囊排空不完全。胆囊收缩素刺激后胆囊核素显像（cholecystokinin-cholescintigraphy，CCK-CS）用于评估胆囊慢排空：静脉注射锝 -99m（^{99m}Tc），^{99m}Tc 被排入胆道并浓聚于胆囊。胆囊 ^{99m}Tc 的排出比例称为胆囊排空指数（ejection fraction，EF）。如果排空指数低（通常为 40% 或更低），则支持此病诊断。FGBD 也被认为是动力障碍性疾病，但是排空缓慢可导致继发性胆囊炎。有时，胆囊排空指数下降也可能是因为难以检测到的微小胆结石（微结石）。

临床评估

> **胆囊功能障碍的罗马 IV 标准（E1a）**
>
> 必须包括以下 2 项：
> 1. 符合胆源性疼痛的诊断标准
> 2. 无胆囊结石或其他结构性疾病
> 支持标准
> 1. 胆囊核素显像显示胆囊排空指数低
> 2. 肝酶、结合胆红素和淀粉酶 / 脂肪酶正常

一旦符合罗马 IV 标准且没有发现胆结石（基于腹部超声，或必要时的超声内镜），则 FGBD 诊断成立。然而，还需要其他检查如胃镜、CT 或 MRI 扫描，来排除消化性溃疡、其他肠道疾病或胰腺炎。通常，如果存在典型的、严重的腹痛且没有发现胆结石，做出 FGBD 的诊断不需要进一步检查。

治疗　FGBD 的症状往往可以自行缓解。由于胆绞痛是一种可怕的经历，医生需要给予患者教育和安慰。抗痉挛药物如莨菪碱或双环维林可用于轻症发作。当更加严重或发作更加频繁时，可使用中枢性神经调节剂如三环类抗抑郁药，包括阿米替林、地西帕明，或 5- 羟色胺和去甲肾上腺素抑制剂（SNRI）如度洛西汀，来预防和减少发作频率。当这些治疗方法失败时，可采取外科切除胆囊（胆囊切除术）。如果胆囊排空指数小于 40%，其获益增加。遗憾的是，此类手术的效果存在差异。我见过很多患者切除胆囊后仍有胆源性疼痛（胆囊切除术后疼痛）。因此，我更多地选择药物治疗。

E1b. 胆管 Oddi 括约肌（SO）功能障碍

图 17B 显示了胆囊切除术后的胆道系统。如前所述，胆源性疼痛（见 E1）

也可以发生在胆囊切除后，因为没有胆囊储存胆汁。由于Oddi括约肌不能正常松弛以排空胆汁，胆汁聚集在胆总管内，压力随之升高。

病理生理学　当Oddi括约肌松弛不足以将胆汁排入十二指肠时，胆管内压力升高，产生胆源性疼痛。最新研究表明，这可能不是疾病全貌。这种梗阻也能造成胆管炎症，导致内脏高敏感（如前所述）。在大多数患者中，切开Oddi括约肌（内镜括约肌切开术），降低胆管内压力，可以预防将来胆管压力增高致疼痛发作。然而，一些患者即使在括约肌切开后仍有疼痛发作，这可能是因为内脏高敏感。高敏感区域也可能包括胆管其他区域，甚至十二指肠。

临床评估

胆管Oddi括约肌功能障碍的罗马Ⅳ标准（E1b）

必须包括以下所有条件：

1. 符合胆源性疼痛的诊断标准

2. 肝酶升高或胆管扩张，但非同时存在

3. 无胆管结石或其他结构性异常

支持标准：

1. 淀粉酶/脂肪酶正常

2. Oddi括约肌压力测定异常

3. 肝胆核素显像异常

如果符合罗马Ⅳ标准且没有发现胆结石或梗阻性病变（基于腹部超声或超声内镜），可诊断胆管Oddi括约肌功能障碍。有时需要其他检查，如CT扫描或MRI。

治疗　如果症状不严重，医生可使用药物治疗。如FGBD治疗中所指出的，解痉药或中枢神经调节剂可能有效。然而，中重度症状的标准治疗是内镜括约肌切开术。括约肌切开术是将内镜经胃插入十二指肠，当内镜到达Oddi括约肌时，将一根导丝通过括约肌送入胆管。然后用电刀切开括约肌，这样可以降低增高的压力。主要并发症是胰腺炎、出血、十二指肠或胆道穿孔，通常发生于经验不足的操作者。

王小兵　王瑞峰　翻译

李晓青　任渝棠　审校

F. 肛门直肠疾病

每个人都经历过肛门直肠问题，但是很少有人愿意谈论，即使是和他们的医生。然而，我们必须要认识这个非常协调的肌肉系统，它让我们能保持正常的社会功能。如果我们像鸟一样，没有控便机制，那会是什么样子？拥有一个能够区别固体、液体和气体的肛门括约肌（大多数情况下）是多么重要！然而，当肛门直肠肌肉不能正常工作时，我们会遇到困难，应得到理解和治疗。这里描述的肛门直肠疾病是一组主要与盆底肌功能相关的肠–脑互动异常（DGBI）。当盆底肌太薄弱时，就会产生大便失禁。当盆底肌收缩过度时，就会引起直肠疼痛（肛提肌综合征或痉挛性肛门直肠痛）。当盆底肌不协调时，会产生不协调性排便。与其他的 DGBI 不同，肛门直肠疾病的诊断通常需要生理学检查，治疗包括锻炼或生物反馈对肌肉进行再训练。

首先，让我们来了解盆底的解剖结构和功能（图 18）。盆底是一个相对较小的身体区域，在女性中，有 3 个医学专业对其进行研究和治疗：消化科、妇科和泌尿科。不幸的是，患者有时会因为同样的问题而必须去不同专业的专家那里，可能得到不同的治疗。我发现值得注意的是，就像盲人摸象的故事一样，每个专家都根据他们既往培训所知，以不同的方式来理解盆底。从医学角度来讲，正因为这些解剖区域及其功能是高度协调的，从而出现了不同的医学专业。

图 18 左侧显示直肠位于子宫和阴道的下后方。而阴道则位于尿道和膀胱的

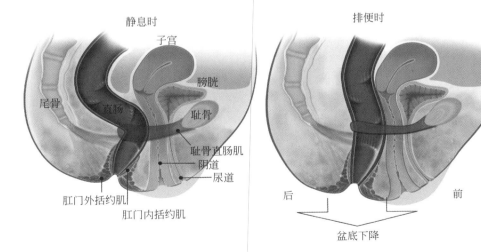

图 18　静息和排便时女性的盆底解剖（详见正文）

后面，这些器官由包括耻骨直肠肌（或肛提肌）在内的骨盆底肌肉悬吊固定。这个悬吊从耻骨前端或前侧开始，延续到直肠后侧，并止于尾骨前侧。排便能够节制是由于内外括约肌的持续收缩。还需注意的是，直肠被耻骨直肠肌牵拉成一定的角度。这个角度起到一个屏障的作用，防止粪便进入肛管和流出肛门。如图18右图所示，肛提肌随着排便而舒张，从而直肠变直，使之更易将粪便排入肛门。括约肌也会松弛，便于粪便通过，引起排便。现在我们来看看当肛门直肠的功能受损时所发生的疾病。

F1. 大便失禁

大便失禁（fecal incontinence，FI）的定义为反复发生的无法控制的粪质排出，症状持续至少 3 个月。尽管内裤上的粪质沾染有时与不良卫生习惯、痔疮或直肠脱垂有关，但大便失禁通常是由盆底肌肉功能障碍而导致控便困难。任何引起腹泻的疾患都可能加重大便失禁，若大便失禁患者同时存在腹泻，也需要治疗腹泻。多次经阴道分娩、高龄、吸烟、妇科和结直肠外科手术史或肛门括约肌的其他损伤、肥胖，以及其他疾病如糖尿病，都有可能导致或加重大便失禁。

大便失禁患者在情感上受到的影响，可能比大多数 DGBI 更严重。控便能力差限制了患者的社交活动。患者需要时刻关注卫生间位置，担心个人卫生和身体异味，避免体力活动。由于对排便的失控，他们常常感到恐惧和尴尬。同时存在的心理问题可能包括焦虑和抑郁、自卑及性关系问题。

病理生理学　肛门括约肌薄弱是 FI 中最常见的异常。在老年女性中，近40% 存在括约肌静息压降低，且 80% 存在括约肌缩榨压降低。肛门内括约肌功能障碍发生在分娩损伤后，或由于高龄或其他疾病导致的括约肌变薄。肛门直肠超声是确定肛门内外括约肌功能的最佳手段。

临床评估

大便失禁的罗马Ⅳ标准（F1）
年龄至少为 4 岁的个体，反复发生不能控制的粪质排出。

鉴于大便失禁对情绪的影响，医生需要与患者建立良好的医患关系，以便讨论症状性质、严重程度及其情绪和行为后果。至关重要的是确定症状（疼痛、排便费力）、排便方式（频率和量）、粪便性状（固体、液体或气体），以及失禁的程度 [内裤有污渍（staining）、漏粪（seepage）、弄脏衣物或被褥（soiling）和明显的完全失禁]。访谈还包括这些症状对情绪状态、人际关系和日常活动的影响。急

迫型大便失禁患者感觉到需要排便，但不能及时到达厕所；而被动型大便失禁患者直到为时已晚时才意识到大便的存在。一般而言，固体粪便失禁较单纯的液体粪便失禁提示肛门括约肌功能减弱更为严重。泻剂、人工甜味剂或肛门直肠手术史可使大便失禁更为严重。相反，能引起便秘的药物可能会导致粪便潴留和溢出性腹泻，在这种情况下，液体粪便随着潴留的粪便溢漏出来。

体格检查应包括腹部检查和直肠检查。肛门视诊可能发现既往手术或产科损伤造成的瘢痕、炎症的存在或粪便污染衣物。医生也可以测试"肛门瞬目反射"（anal wink），即触碰肛门区域引起肛门括约肌收缩的一种反射。如反射不存在，提示可能存在神经系统疾病。然后医生会将手指插入直肠，检查肛门括约肌和肛提肌在静息和收缩时的张力。肛门直肠压力测定可以更准确地测试盆底肌肉的力量和功能。在这项检查中，向直肠置入一个球囊，然后患者收缩和放松盆底肌肉，同时记录压力并显示在计算机上。

治疗 大便失禁的治疗必须解决导致它的所有促发因素。如果患者存在乳糖或果糖不耐受，限制这些糖可能会有帮助。车前子可以帮助大便成形。洛哌丁胺2mg，餐前或排稀便后服用，可以改善粪便性状，增加肛门内括约肌张力。复方地芬诺酯片（地芬诺酯和阿托品）可替代洛哌丁胺，但可能产生更多的副作用。三环类抗抑郁药，如阿米替林，也可以改善一部分患者的大便失禁。当便秘严重时，可能会有粪便嵌塞和溢出性失禁。这需要排空直肠，采用聚乙二醇（polyethylene glycol，PEG）溶液清肠。如果患者通过这些治疗没有得到改善，可考虑定期的直肠清洗。

行为治疗包括盆底和肛门括约肌收紧练习（如凯格尔训练），这可以由物理治疗师协助或患者自学来完成。我强烈推荐生物反馈疗法，因为它的成功率高（甚至显示出比凯格尔训练更有效）[37]。

当大便失禁变得更严重时，通常会考虑手术修复肛门括约肌，但并非对所有人都长期有效。美国FDA已经批准了2种治疗大便失禁的方法：骶神经刺激和在肛门黏膜下注射一种特定的膨胀剂——透明质酸。当考虑采用这些治疗方法时，我建议咨询消化科医生和结直肠外科医生，以确定其可能的价值。

F2. 功能性肛门直肠疼痛

功能性肛门直肠疼痛障碍实际上是"肛门处疼痛"（pains in the arse）。根据疼痛的持续时间和直肠指诊中有无肛门直肠触痛来确定。这些综合征的临床表现往往重叠。

F2a. 肛提肌综合征

肛提肌综合征（levator ani syndrome）是由于肌肉紧张而产生疼痛，通常被描述为模糊的钝痛，或持续至少30分钟的直肠内压迫感。坐位通常比立位或卧位更严重。当医生进行体格检查时按压盆底肌（肛提肌后束）有触痛。必须排除其他盆底结构性疾病。

病理生理学 肛提肌综合征被认为是由盆底肌肉痉挛和肛门静息压力升高引起的。大量患这一综合征的患者也会存在不协调性排便（参见 F3a），这表明直肠肛门不协调可能是肛提肌综合征的一种病理生理学解释。

临床评估

肛提肌综合征的罗马 IV 标准（F2a）

必须包括以下所有条件：

1. 慢性或复发性直肠疼痛或隐痛
2. 发作持续30分钟或更长时间
3. 向后牵拉耻骨直肠肌时有触痛
4. 排除其他原因导致的直肠疼痛，如缺血、炎症性肠病、肌间脓肿、肛裂、血栓性痔、前列腺炎、尾骨痛和明显的盆底结构性改变

诊断主要基于上述标准中提到的特征性症状和体格检查结果，即直肠疼痛持续30分钟或更长时间，以及耻骨直肠肌的触痛。评估通常包括乙状结肠镜、超声和盆腔成像，以排除其他可能的疾病。

治疗 治疗方法包括肌肉松弛药物如地西泮和环苯扎林，肛提肌按摩以放松肌肉，电刺激和坐浴。不过，就像大便失禁的治疗一样，我推荐肛肠生物反馈疗法，因为它比手指按摩或电刺激更有效。

F2b. 非特异性功能性肛门直肠疼痛

非特异性功能性肛门直肠疼痛（unspecified functional anorectal pain）患者的症状与肛提肌综合征患者的症状相同，但在直肠指诊中，医生按压肛提肌时并没有触痛。

非特异性功能性肛门直肠疼痛的罗马 IV 标准（F2b）

符合肛提肌综合征的症状诊断标准，但向后牵拉耻骨直肠肌时无触痛

治疗 治疗方法与肛提肌综合征（F2a）相同。

F2c. 痉挛性肛门直肠疼痛

痉挛性肛门直肠疼痛（proctalgia fugax）与直肠部位反复发作的疼痛有关，持续几秒到几分钟（但不超过 30 分钟），然后完全消失。这种疼痛被描述为绞痛、啮咬痛、持续性酸痛或刺痛，疼痛程度可能从不适到无法忍受。症状发作时可能会中断患者的正常活动，也可能使患者从睡眠中痛醒。有趣的是，患者通常不会因为这种症状去就医，因为症状非常短暂，只有当医生询问这些特征症状时才会做出诊断。也许这就是为什么在 20 世纪中叶，男医学生首先自我识别并报告这种疾病（当时的女医学生很少），他们往往被认为存在压力大、完美主义、焦虑和疑病症。然而，我们现在知道，直肠痉挛在男性和女性中均可发生，虽然它可能是由压力引起的，但它并不一定与精神障碍有关。

病理生理学 这种疾病发作短暂，且散发、偶发，使得对其病因的理解很困难，但异常的肌肉收缩可能是导致疼痛的原因。痉挛性肛门直肠疼痛的发作可能由应激性生活事件或焦虑引起。

临床评估

痉挛性肛门直肠疼痛的罗马Ⅳ标准（F2c）

必须包括以下所有条件：

1. 反复发作的位于直肠部位的疼痛，与排便无关
2. 发作持续数秒至数分钟，最长时间 30 分钟
3. 发作间歇期无肛门直肠疼痛
4. 排除其他原因导致的直肠疼痛，如缺血、炎症性肠病、肌间脓肿、肛瘘、血栓性痔、前列腺炎、尾骨痛和明显的盆底结构性改变

诊断是基于上述特征症状，以及排除其他肛门直肠和盆腔疾病的诊断。

治疗 对于大多数患者来说，其发作时间短暂，及时治疗不切实际，而发作频率很低，预防也不必要。因为它是无害的，治疗时必须首先进行安慰和解释。不过，症状频繁的患者可以使用解痉剂或硝酸甘油片剂或软膏来放松肌肉。

F3. 功能性排便障碍

功能性排便障碍（functional defecation disorders，FDD）患者由盆底肌肉协调

障碍导致排便困难。在图 18 中，注意耻骨直肠肌在排便时放松，从而拉直直肠角，使粪便更容易通过，而 FDD 患者则不会发生这种情况；相反，当他们试图排便时，耻骨直肠肌要么过度收缩，要么不能充分放松。因此，FDD 患者直肠外观呈现图 18 左侧所示，直肠角起到阻碍粪便通过的作用。在某些情况下，推动粪便的力量不足，也就是推进力下降，也可能阻碍排便。

因此，FDD 的症状与过度用力排便和排便不尽感有关，这可能导致一些患者使用手法辅助清除粪便。然而，根据这些症状不足以诊断为 FDD，因为其他疾病也会导致排便困难（见下述临床评估）。这就是为什么 FDD 的诊断标准必须同时依赖于症状和生理学检查。

病理生理学 FDD 患者可能存在获得性行为障碍；换言之，他们已经习惯于不能正确地放松盆底。为什么会发生这种情况？我的许多患者报告说这些症状始于童年时期，也就是当孩子开始学习使用这些肌肉来排便或控制排便时。因此，如果如厕训练得到积极的强化，排便就会变得容易。然而，某些因素可能会干扰这一过程。许多患者回忆起在小学不得不在外面使用厕所时感到不舒服，所以他们憋住大便。这样一来，当他们需要在其他地方排便时，可能就习惯了不放松盆底。同样，许多人在旅行和使用当地厕所设施时排便费力从而出现便秘。此外，相当比例的 FDD 患者有儿童期性虐待史，这也导致由于焦虑和心理压力增加盆底肌张力而无法放松盆底。但好的一方面在于，就像肌肉习惯了不放松一样，它们可以重新被训练以适当地放松。这是盆底训练和生物反馈疗法能够用以治疗 FDD 并取得成功的基础。

临床评估

功能性排便障碍的罗马Ⅳ标准（F3）

必须包括以下所有条件：

1. 患者必须符合功能性便秘和（或）肠易激综合征便秘型的诊断标准

2. 在反复试图排便过程中，经以下 3 项检查中的 2 项证实有特征性排出功能下降：

　　a. 球囊逼出试验异常

　　b. 压力测定或肛周体表肌电图检查显示肛门直肠排便模式异常

　　c. 影像学检查显示直肠排空能力下降

　　符合 FDD（F3）诊断标准的患者进一步分为 F3a 和 F3b 亚型

FDD 的亚型如下：

F3a. 排便推进力不足的诊断标准——在这种情况下，患者在排便时不能很好地将粪便向下推进，因此没有足够的力量将粪便排出。也可能出现肛门括约肌或盆底肌的不协调性收缩。推进力可通过肛门直肠测压仪来测量。

排便推进力不足的罗马Ⅳ标准（F3a）

1. 必须首先符合 FDD 的罗马Ⅳ标准（F3）

2. 压力测定显示直肠推进力不足，伴或不伴肛门括约肌和（或）盆底肌不协调性收缩

F3b. 不协调性排便的诊断标准——不协调性排便是更常见的 FDD。在这类患者中即使有足够的推进力，存在盆底肌的不协调收缩，这些异常可通过肌电图或肛门直肠测压仪检测。

不协调性排便的罗马Ⅳ标准（F3b）

1. 必须首先符合 FDD 的罗马Ⅳ标准（F3）

2. 肛周体表肌电图或压力测定显示在试图排便过程中盆底不协调性收缩，但有足够的推进力

该检查标准应采用年龄和性别相应的正常值

诊断是依据功能性便秘（参见功能性便秘）症状标准的 2 项或 3 项做出的：长时间过度用力排便、排便不尽感及手法辅助排便。直肠指诊是确定耻骨直肠肌未正常放松的准确方法。正如我所提到的，其他情况也可能会产生这些症状，其中之一是直肠前突，即直肠和阴道之间的壁变薄，可由反复的用力排便引起，使得腹部压力增加，然后将直肠壁推至阴道区域。多次阴道分娩或手术后，直肠阴道壁变薄，也可以发生直肠前突。直肠和阴道检查可以做出该诊断。如果存在直肠前突，可以通过"夹板固定"（见下文）或手术修复来治疗。其他盆底疾病也可以导致排便困难，包括肠疝（肠内容物脱入盆底）、直肠或盆底脱垂，这些盆底结构被脱入并阻塞肛管。所有这些都是盆底结构的过度松弛所致，诊断也可通过盆腔检查确定，并通过生理学检查得到证实。

如果不存在上述情况的可能性，可以考虑以下几种检测来确认 FDD 的诊断：

• 球囊逼出试验：将一个未充气的球囊置入直肠，然后充气至约 50 毫升（约 2 盎司液体）以模拟粪便。患者坐在私密环境的马桶椅上，要求在 2 分钟内排出球囊。如果不能成功排出，则视为异常。

• 肛门直肠压力测定（anorectal manometry，ARM）：该检查是测量排便时肛门和直肠内的压力。排便时直肠内的压力增加而肛门松弛，提示检查正常。异常结

果显示在模拟排便过程中，肛门括约肌的压力反而增加或松弛不完全。盆底肌的活动也可以由肌电图测定。

•排粪造影：这种 X 线或 MRI 技术可在模拟排便时对直肠和盆底进行更详细的评估。该种检查可以检测结构异常——如直肠前突、肠疝或直肠脱垂，并评估盆底功能（如静息时和用力排便时的肛门直肠角、盆底下降和直肠排空程度）。当发现异常时，可以对患者进行相应的治疗。

治疗　大量研究表明，肛门直肠生物反馈疗法是治疗不协调性排便的一种安全有效的方法。在这种治疗中，压力传感器或肌电图电极被放置在肛门和直肠内，以向患者提供模拟排便期间肌肉活动的反馈。例如，患者可以在电脑屏幕上观看显示出来的压力或肌电活动。当模拟排便时，如果压力过高，指导患者如何降低压力，这种压力降低也可在电脑屏幕上看到，进而通过减少不适当的盆底肌肉张力来达到反馈治疗的效果。

如果没有生物反馈培训，医生或训练有素的物理治疗师可以使用行为矫正方法。教育患者当他们尝试排便时哪些做法是不对的。在直肠指诊时，指导患者如何在放松盆底肌肉的同时增加腹内压力。物理治疗师还可以提供其他的盆底练习来帮助实现适当的放松。可以提供练习方法，如反向凯格尔训练，来帮助患者练习。如果有直肠前突，可以教患者使用"夹板固定"，即患者用手指在阴道后壁或阴道和直肠之间的区域上下推，这样可以防止排便时直肠囊袋的形成，从而使粪便更容易通过（请在专业医生指导下学习该方法——译者注）。

向雪莲　翻译
李晓青　任渝棠　审校

| 第 3 部分 |
使医患关系最佳化

"当我能够诚实地与医生分享自己的症状、想法和感受,并且知道他会倾听和尽力帮助我时,我的就医体验发生了变化;这让我觉得自己得到了认可和享有自主权。"

——Johannah Ruddy,教育学硕士,本书合著者

Johannah 的话体现了本书的核心[30]。在描述了常见的肠-脑互动异常(DGBI),以及在治疗像 Johannah 这样的 DGBI 患者时需要使用生物-心理-社会模式之后,我们想进一步解释该模式如何在医患关系(patient-doctor relationship,PDR)中发挥作用。它是如何产生的?它又是什么样的?看来患者和医生之间的有效沟通是在相互尊重的关系中进行的。医生利用他们的知识和技能来理解并有效地应答患者的需求和治疗选择[1]。这也是一种共享关系,患者在治疗过程中发挥至关重要的作用。这就是所谓的"以患者为中心的诊疗"。在解释这种关系和明确医生和患者的责任之前,让我们首先回顾一下医患关系为什么会出现问题,并看看良好的医患关系有什么益处。

医患关系的问题

我们首先描述医患关系如何因医疗体系的变化而受到不良影响。医生需要在更短的时间内看更多的患者,并且不得不处理越来越多的行政事务,这就分散了他们看病的注意力。他们从第三方支付者那里得到的报销也较之前少(指在美国),并且越来越多地将检查作为一种看似省时的诊断方式。然而,检查只能发现结构性或生物学异常,而不是患者对病症的想法和感受。迫于这些压力,就诊时间明显缩短,医生的问诊时间(问诊中医生根据患者的想法和感受了解他们的症状)也大幅缩短,几乎不进行查体(图 19)。这些变化破坏了医患关系,并导致患者和医生的体验都不满意。"医学的艺术"正在消失,医患关系中的乐趣也随之消失。医生失去了和患者的联系,患者在医患关系中的角色被削弱,感到沮丧,

有时会自责和感到耻辱[1]。

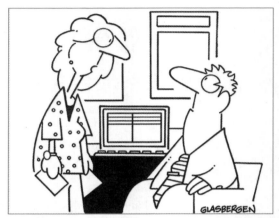

医生会快速地在电脑上更新您的病历。如果他有时间，会询问您的感受并看下您的皮疹

图 19　医疗系统的变化削弱了医患关系

正如我们所言，导致这种关系失败的另一个因素与医生治疗 DGBI 和其他非结构性疾病的方式有关。对于这些疾病，较好的医疗结果依赖于生物－心理－社会模式。但是，正如我们所见，西方医学是在笛卡儿二元论的基础上发展起来的，认为精神和身体是分离的，因此是依赖于二元论的生物医学模式；在这个模式中，只有结构异常才被认为是合理的医疗情况。此外，几个世纪以来，人们一直未能用生物－心理－社会模式很好地理解 DGBI，错误地将患者割裂为两类：真正有结构性疾病的患者和患有精神心理或臆造的功能性疾病的患者（图 20）。

总而言之，像 DGBI 这样的功能性疾病患者通常在医学上被认为是不合理的，并且不被重视。

患者为中心的诊疗：建立合作关系，优化医患关系

由于良好的医患关系在 DGBI 患者的诊疗中至关重要，在这种关系中进行沟通对于患者病情的改善和医生能够理解患者及其疾病的感受都是至关重要的。然而，大多数医生没有或很少接受过如何与患者沟通及建立这种治疗关系的培训。同样的，很少有患者与医生有过或者以为可以有这种关系。这是因为传统的诊疗模式是"以医生为中心"的，然而，我们提出的解决方案是建立"以患者为中心"的合作关系。请注意两者的区别。

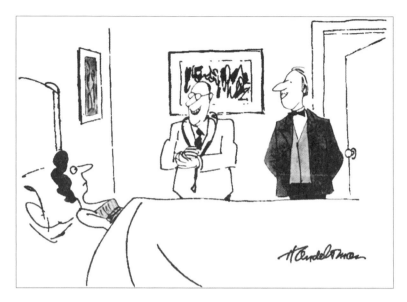

好的，您的身体检查已做完，现在我们请Atkins医生看您的精神疾病

图 20　医疗中的二元论模式

以医生为中心的诊疗

- 医生主导和控制诊疗
- 患者的参与有限或不符合预期
- 医生对医疗决策负全部责任
- 没有考虑疾病对患者生活的影响

以患者为中心的诊疗

- 患者是信息的来源
- 患者积极参与，医生回答患者的问题
- 评估是生物心理社会性的，包括心理社会因素
- 医生使用沟通技巧并且表达共情
- 医生提供治疗的选择
- 最终决定取决于患者

我们将从 Johannah 的故事中看到以患者为中心的诊疗的影响[30]。她说："作为一名慢性胃肠道疾病的患者和患者代言人，我知道，我被动接受医生指示的结

果，远没有与医生分担医疗责任时那么积极有效。"

在与无数患者讨论时，他们的需求不断涌现："我们只是想找人倾听、得到治疗并提供长期的支持。"这是我们渴望的永恒的医患故事[30]。所以在本部分我们将展示修复医患关系的沟通技巧——以患者为中心的技巧。

使用沟通技巧优化医患关系

以患者为中心的诊疗运动大约始于 20 年前，当时医学研究所（Institute of Medicine，IOM）提出了对美国医疗保健中患者和医生间的"鸿沟"的担忧，这是缺乏沟通和以医生为中心的诊疗造成的（图 21）。医学研究所发表题为《跨越质量鸿沟：面向 21 世纪的新健康体系》的文件，以试图解决这个问题[40]。他们将以患者为中心的诊疗作为解决方案，将其定义为"提供尊重和符合患者个人

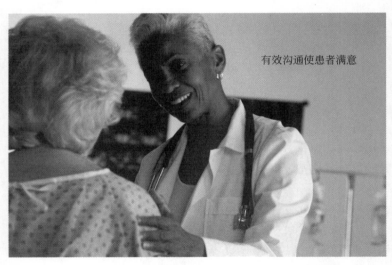

有效沟通使患者满意

图 21　有效沟通使患者和医生都满意

偏好、需求和价值观的医疗，并确保患者价值观指导所有的临床决策"。

他们将以患者为中心的诊疗定义为：①尊重患者的知识和观点（即使与医生的观点不同）；②提供身体上的舒适和情感上的支持；③提供教育和安慰；④使医疗易于获得和进行医患协作；⑤根据患者的需求偏好做出治疗决策。这种模式要求患者和医生在诊疗中建立合作关系。

以患者为中心的诊疗为有意义的沟通提供了基础。患者和医生在医疗环境中需要对话来交流。医生学会正确地提问。反过来，患者提供答案，但是他们需要学会如何表达个人的情况和所处的环境。所以，学习沟通技巧是双

方面的。

在接下来的部分，我们为作为患者的您提供一个模板，让您了解如何更好地沟通。您可以在看病的时候使用这些信息来理解医生的做法。

良好的沟通技巧如何改善医患关系

使用良好的沟通技巧有以下几个好处[39]：

1. 提高诊断的准确性和改善临床决策 当医生能够积极听取您的意见，安排您的诊疗计划，与您共情，确认您的担忧时，这将鼓励您敞开心扉，并且给医生提供需要的各个层次的信息（临床的和心理社会的），以帮助诊断和处理您的病症。

2. 建立信任 一名敬业的医生会创造一种环境，在这个环境中您可以安全地分享影响病症的深层次的想法和感受。您提供的这些信息将帮助医生理解病症对您的影响，反过来有利于疾病的诊断和更好的治疗。

3. 建立医疗协作 对于像 DGBI 等慢性疾病，责任分担需要良好的医患协作关系。而实用的沟通技巧和共同决策是一个良好的医患关系的基础和标志。

4. 提高时效性 一些医生可能认为以患者为中心的诊疗需要更多的时间，这是不正确的。医生可以根据您告诉他们的内容来构建问题，这为您打开了一扇大门，让您在更短的时间内透露更多关于病症以及个人想法和感受的细节。换言之，您可以更有效地分享您的身体情况、心理和社会状态。视频演示了在就诊期间无效和有效沟通方式间的差别（扫描本页二维码观看）。

5. 有益于患者、医生和临床结局[39] 您将通过满足自身的需求、获得清晰的信息、达成共同的治疗目标而获益。学会有效沟通的医生也能从出色的工作中获得更多的满足感。最后，因为良好的医患关系可减轻症状的严重程度、情绪困扰，并改善生活质量，患者的临床结局也会更好。

6. 减少患者对额外医疗服务的需求 当您感觉良好时，将不再进行不必要的检查来"寻找答案"，这将减少医疗体系的负担。

了解了有效沟通和以患者为中心的诊疗的重要性和益处，罗马基金会和 Drossman 医疗中心开发了提高沟通技能的基础课程，包括可打印的学习指南及医生实施这些技能的综合项目。我们希望医生能运用这些沟通策略，充分了解患者的症状、疾病的经历、疾病对他们生活的影响，以及他们的需求和担忧[1]。

在我们列出这些策略前，让我们来分享 Johannah 作为一名慢性胃肠道疾病患者对医患关系的认识，并说明沟通在她漫长的就医之旅中的重要性[30]。我们还想阐述一些对她的医疗产生负面影响的问题，并听听她的医生如何参与她的诊治过程。

慢性胃肠道疾病患者 Johannah 的故事

我们都经历过痛苦。作为保守的中产阶级新教徒家庭里四个孩子中最年长的一个，在成长过程中，我知道我必须忍受痛苦并学会应对。生病或受伤不是被同情的借口，也不是请假不上学的理由。人们期望你能撑过去，有时还认为这是一种荣誉，因为这表明你很坚强，不像其他人那样软弱。我的童年是复杂、混乱和有缺陷的。我生活在一个多代同堂的家庭中，包括父母、兄弟姐妹、祖父母、姑姑、叔叔和堂兄弟姐妹，所以不存在隐私。有频繁的争吵、经济的纠纷、宗教任务，每天都充斥着文化、性别和宗教偏见。妇女们被教导自己的角色是妻子和母亲，继续接受教育和外出工作会被劝阻，并被视为对整个家庭是无益的。我记得有个姑姑想在办公室当秘书，我的祖父——家族的族长，称她"叛逆"和"不听话"，她被逐出了家族。

我很快就明白了，低头和缄默才更容易维持平静和生存下来。我家里也经常存在受虐待的情况；我祖父对祖母、叔叔、堂兄弟姐妹，甚至我的亲兄弟姐妹的身体虐待；辱骂无处不在，但主要针对妇女和孩子；在我们家里，一个年长的堂兄对我和其他女孩进行了性虐待。尽管我恳求停止虐待，但仍然每天发生。有人告诉我，如果我把这件事告诉大人，我将会受到惩罚，境遇甚至更糟，我会遭受更严重的创伤。在这种情况发生大约一年后，为了不让我的表妹和妹妹遭受这种虐待，我和施虐者达成了协议，并提出自己承担这一切。毕竟，痛苦和苦难是我们家的常态，那我有什么可抱怨呢？这种情况持续了好几年，直到有一天，我妈妈带我出去吃冰淇淋，问我是否有人虐待我。我承认确实存在，但没有说细节和频率。我看到她眼中的愤怒和痛苦，于是我再次尝试承担起责任，并压制了述说我对这段经历的最深刻的想法和感受。相反，我觉得有必要向我母亲表达，我还好，尽管实际上并非如此。"我还好，没有那么糟糕，妈妈，请不要担心我，我会没事的。"但实际上我并不好，这些年来我内心濒死，但我觉得我不能告诉任何人我的感受和经历过的痛苦。至少现在我可以喘息一点了。他走了，我还活着。生活继续。

多年之后，我忍住了情感上的痛苦，在高中取得了优异的成绩，然后进入了大学。与我小时候被教导的不同，我一直都知道自己想从大学毕业，并做一份有意义的工作。我想证明祖父是错的，并向世界表明女性能够做任何事情，并为任何行业提供巨大的价值。我与男朋友相处，但从来没有完全信任过任何人，关系维持时间总是很短。我对性格要求苛刻，知道自己在一段感情中想要什么，比如身体和情感的安全。不过，我过去的经历破坏了我对一段健康关系的看法。我小时候没有看到过健康的人际关系模式，所以无法确定自己的生活应该是什么样子。跟我约会的男人中相当一部分在个人、职业、情感上利用了我，并欺骗了我。尽管如此，我还是缺乏面对他们的自信；最终我还是泪流满面，认为是自己做错了什么。幸运的是当我遇到我丈夫时一切都变了。遇到他使我马上感觉到有所不同。我很快发现他善良、有趣、聪明、值得信赖、有同情心，最重要的是他爱我，不在乎我的过去。他不像我之前认识的任何人，通过他的爱我开始被治愈。我全心全意地信任他，22年后的现在仍然如此。

我们结了婚，有了两个孩子，他们成了我的全部世界，并且我怀着巨大的热情开始了非营利组织的职业生涯，从事管理健康和社会公正的工作。我很适合这份工作，就像是我为之而生一样，而且我在社区工作中个人能力得到提升，成为筹资和管理方面的专家，游说政府领导人，参加董事会会议，在我的领域中表现出色。具有讽刺意味的是，虽然我可以帮助弱势的、受压迫的和生病的人，但我却无法消除自己生活中遭受的创伤。我还照顾患有先天性疾病的儿子，他经历过数次手术。我带着他在3个不同的州就医，某种程度上几乎需要有宣传保险和医疗文书的技能，才能使他的病情获得必要的关注。每天从黎明开始到午夜结束，我的全职工作就是照顾两个小男孩，每日参加小儿子的看诊和治疗。我还要照顾身患癌症的婆婆，一个自杀未遂的家人，以及经历朋友和家人的死亡。经历了这一切，我像石头一样坚硬。人们期待我成为坚强的人，并给予我建议、鼓励、希望。那是我的角色。我必须没事。

13年前，一切都变了。为了养家糊口，我做了一份全职的、压力很大的工作。当时我因吃了一份鸡肉沙拉三明治而食物中毒：发热、腹痛、呕吐和腹泻都很严重，几乎昏厥过去。几小时后，我开始便血，腹泻次数多到我离不开厕所。我真的以为自己要死了，几乎不能说话，躺在冰冷的浴室瓷砖上发抖。我丈夫匆忙把我送到家附近的医院。急诊室CT扫描显示我的结肠肿胀发炎，他们立即通过救护车将我转诊到市区一家更大的医院。我在监护室住了3天，接受抗生素、静脉输液和镇痛治疗。诊断不清楚：住院医生说是大肠杆菌肠胃炎，但消化科医生说可能是溃疡性结肠炎。有人建议我好转后接受结肠镜检查。

一个月后我仍有腹泻、腹痛和腹胀，所以我去消化专科医生那里复诊，希望得到帮助，但下面的经历又是这样让人难过：

医生：您好，我是××医生（无力地握手），您为什么来看病（看我的病历，没有目光接触）？

我：（穿着长袍坐着，在检查室等了30分钟，浑身发抖）您好，医生。我最近因为严重的大肠杆菌感染而住院。他们建议来您这里做结肠镜检查以确诊和治疗。我现在还有腹痛、排大量不成形便。我不知道这是否正常。

医生：（看着电脑）嗯，好的（沉默）。您太年轻了，得结肠癌的可能性很小，应该没什么大问题。如果您愿意就做一次肠镜。（转向我）试试益生菌止痛，Kaopectate® 止泻。如果您想（检查）的话，我会让护士给您约结肠镜。

我简直不敢相信。我想"真的吗？我想做结肠镜您就做？谁"想"做结肠镜检查呢？难道不应该是您要求做吗？您看我的住院记录有可能是结肠炎吗？"我就坐在那里很惊讶，想知道他连体检都不做，我为什么要穿体检时要穿的长袍。

我：呃，好吧，就这样？

医生：（出去的时候已经关上了门）

我做了结肠镜检查，这是我永远不会忘记的经历。肠道准备过程是一个挑战，我经历的慢性疼痛、腹胀和腹泻，在用了聚乙二醇后更加严重，但我坚持了下来，希望结肠镜检查能找到病因。我准备好后被推进操作室，麻醉开始前我听到的最后一句话是消化科医生对在场的同事说，"哦，太好了，这就是我跟你说的那个肛门出血的女孩"。我转过头去看他得意的微笑，然后失去了意识。几周过去了，我一直担心后面的复诊，因为前次的就诊体验太糟糕了。尽管如此，我还是想彻底弄清这件事。

医生：（他说着走进房间，低着头，读着我的病历，坐在他那把医生转椅上）一切看起来都很好。我取出了两块小息肉。炎症很轻，不像是溃疡性结肠炎或克罗恩病，肯定不是肿瘤。（抬头看）所以，还都是好消息（图22）。

我：那很好。那为什么我还那么痛并且大便还稀呢？会自己好吗？是感染遗留下的问题吗？

医生：（看着电脑，打字）可能。别担心。压力也会导致这种情况，尤其是女性。您会没事的。除非有什么变化，否则您不需要再来复诊。如果需要的话，只需联系您的家庭医生复诊。（起身走向门口）保重。

在我看来，他不知道发生了什么，也不知道该为我做什么。

整个就诊不超过 5 分钟。我不敢相信他这么快就驳回了我的问题。他的话就像巴掌打在我的脸上。我对这些症状仍然感觉很糟糕，他不需要看我么？！他不关心也不知道我发生了什么，这对我意味着什么。实际上他在说"你的结肠镜检查没什么问题，看起来不严重，我不想在你身上花更多的时间"。我感到愤怒和沮丧。

作为一个年轻的女孩，我被教导不要质疑权威。而今天，即使我是一个受过教育的成年女性，我仍然倾向于这种想法，不去表达自己的真实感受。如果专家认为我的症状不是问题，那么也许就不是。也许我像个婴儿，让我觉得很尴尬。我家人的话在耳畔响起，"忍住，你会好的，不要小题大做"。于是我想"我会处理好它的"。

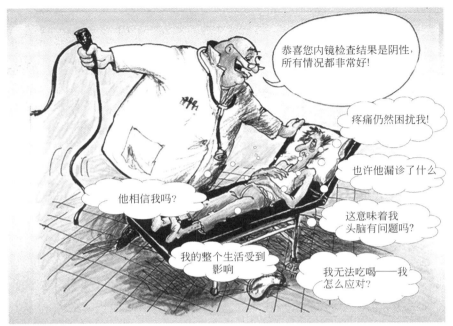

图 22 结肠镜检查阴性，所以没有什么问题

　　在接下来的几年里，我持续腹痛和腹泻。根据每天症状出现的时间和我吃东西的情况，这些症状仍然会加重并且变得几乎持续。我觉得进食奶制品或肉的时候情况更糟，所以把它们和其他食物包括菜花、芦笋、奶制品、牛肉和猪肉从饮食中剔除了。我试着用加热垫，睡觉时在肚子上垫枕头，服用消胀药、哌洛丁胺，每天服用 12 粒以上益生菌胶囊。

　　这些年来对我家庭的影响是很大的。因为这些症状，我不得不经常取消与朋友和家人的活动。我身体不好，不知道我是否能及时上厕所或吃别人提供的食物。我错过了家庭足球赛、大学足球赛、音乐会和烧烤聚餐。周末我大部分时间都在床上度过，我的丈夫和孩子们在楼下玩游戏或看电影。我的婚姻受到了影响；当面对持续疼痛、限制饮食和不可预知的排便时，谁愿意亲密接触呢？尽管我尽了最大努力管理自我，但事情越来越糟。我不知道该怎么办，我还是去看了另外 3 位医生。他们在看了我的病历后告诉我应该多吃酸奶（但我放弃了奶制品，因为它让我的疼痛更严重），多喝水（这个想法很新奇，我为什么没想到？！），试试瑜伽（附近有厕所吗？）。也许我应该通过远足或游泳来减轻压力（如果真的那么简单，有什么空闲时间？）。

　　我已经放弃了消化科医生能帮助我的希望（图 23），所以在最后一次寻找答案的挣扎中，我看了一位内科医生。这是我最糟糕的看病经历：

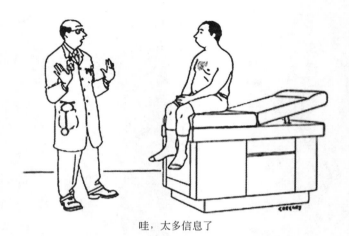

哇，太多信息了

图 23   医生何时失去兴趣

医生：您的疼痛有那么严重吗？从您的病历上看，您的症状没有器质性的原因。如果真的像您说的那么糟糕，您怎么能保住工作或养家糊口呢？女人可能会歇斯底里和夸大疼痛，尤其是在一个月的某些时候。也许没您说的那么糟？

我惊呆了，捏着胳膊忍住不哭，不让自己难堪，我觉得有必要为自己的症状辩解。我内心的声音尖叫着："为什么你让别人这样对你说话，让你觉得自己微不足道，没有价值，甚至说你是骗子？"然而，我内心的小女孩需要向他证明，我有足够的能力来控制我的症状，同时证明我的痛苦是真实的，它影响了我的生活。我告诉他，虽然我依然疼痛，但我每天都在工作，我的办公桌下藏着一个加热垫。我照顾我的家人，即便我反复上厕所，也尽量给他们一个快乐的童年，我在镇上的八个不同的非营利委员会和董事会工作，为我的社区服务，同时谨慎地像吃糖果一样服用洛哌丁胺。他似乎并不在乎。

为了更好地选择职业，也为了照顾我的儿子，我决定要获得一个硕士学位。我在全职工作的同时开始学习教育学课程，并拼命避免症状恶化。尽管我尽了最大的努力，但疼痛开始扩散，累及我的关节、手和脚。我总是感觉很累，需要依赖咖啡因，变得精神模糊和健忘。风湿科医生说我有纤维肌痛，给我用加巴喷丁治疗疼痛和失眠。我很沮丧，如果真的是纤维肌痛，它会和胃肠道症状有关吗？都是因为那可恨的鸡肉沙拉三明治造成的吗？是我做了什么导致的吗？我感到无助、绝望和不知所措。我瘦了 7kg，每天服用 1800mg 加巴喷丁、一大把益生菌和洛哌丁胺来控制症状。

一段时间后，当我的症状变得严重和剧烈时，我开始请病假，甚至不得不提前离开授予我"40岁以下顶级职业人"的颁奖晚宴。在回家的路上，我坐在车上满眼泪水，对这些年来自己的健康状况感到沮丧和疲惫。

我想大喊："**我很痛苦，我到底怎么了？为什么没有人能帮我！**"我感觉纤维肌痛的诊断、益生菌、酸奶、水和瑜伽是最终给我的大杂烩似的建议。我无法忍受听到我有"神秘"的症状或我"夸大其词"。我相信医生说，"我不知道还能告诉你什么，我没发现任何可以解释你症状的合理的原因，所以我们只能做这些了。我们不想知道这到底如何影响着你的生活。所以请不要再来了，请你自己想办法解决"。我的病历中一定写着"她夸大疼痛和腹泻，可能不接受这是压力所致。微笑、点头，建议她试试新的益生菌。"

所以，我不再看医生，试图自己处理和适应我的"新的常态生活"。我以优异的成绩获得了教育学硕士学位，把我的精力投入到工作和家庭中，并尽我所能控制自己的症状。生活就是这样。然后，我丈夫在同一家公司工作了17年后，突然得到了一次跨地区的工作调动机会。我们接受了，想寻找新的机会，改变下节奏。这次我的生活发生了改变。我也开始了一份新的工作，在一个叫"罗马基金会"的非营利性组织工作。我很兴奋，主要是因为它专注于胃肠道疾病。"好吧，这方面我知道一点"，我想！我突然和世界上最好的胃肠病专家共事，但我肯定不会向他们询问我的症状，这是不专业的，他们能提供帮助的可能性也是微乎其微的。然而，当我出去吃饭的时候，在第3次从厕所跌跌撞撞地回到桌子上之后，我丈夫说服我去看一次Drossman医生。Drossman医生是和我共事的医生之一。

Drossman医生：（微笑着直视我）您好，谢谢您能来。您感觉怎么样，我能帮您做些什么吗？

好吧，我马上想，"他为什么看着我而不是电脑？！"

我：呃，嗯，我有些消化问题，我想也许您能帮我。

医生：好的，很高兴能帮上忙。（微笑）告诉我您的症状。

这段对话持续了大约1小时。在他的鼓励下，我们讨论了我的症状，我对这些症状的感受，以及它们对我的家庭的影响。他提出了后续问题，表达了同情：关心和支持我的感受，以及我的症状对我个人生活的影响。我有点兴奋。我心想："为什么我以前从未经历过与医生这样的对话？"

突然，我的灵魂里出现了一线希望。即使他不能完全帮助我，我也知道他关心我并愿意尝试。我觉得自己得到了认可和支持，但却不知所措。当他告诉我感染后肠易激综合征引起了我的症状，并可以治疗时，我松了一口气。通过他的解释和示意图表，我了解到当胃肠道感染伴有应激时，可以出现感染后肠易激综合征。奇怪的是，听到这个信息我很激动，因为它是如此令人信服。我以前从未被诊断过！我还了解到，我以前的经历是如何引发我在处理这种病症时的无助感，而且很可能让我一开始就更容易患上这种疾病。然后我们讨论了治疗方案。Drossman 医生解释了为什么他想用一种抗生素治疗肠易激综合征，以及用一种抗抑郁药来治疗大脑对疼痛的不良调节问题。然后他问我对这个计划的看法，我们讨论了风险和受益。我欣然同意了，因为我现在是我诊疗过程的一部分。虽然康复需要时间，但他向我许诺他会长期坚持随诊，我知道他不会抛弃我（图 24）。

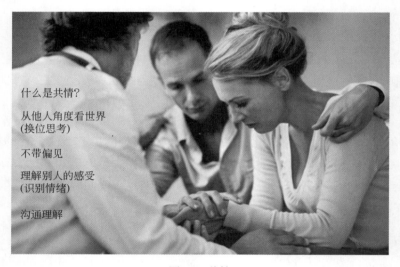

什么是共情？

从他人角度看世界
(换位思考)

不带偏见

理解别人的感受
(识别情绪)

沟通理解

图 24　共情

有人说：当一个人被聆听时，他们会感到被重视和被爱。对我来说情况确实如此，尤其是在这么多年被忽视之后。

如今，我的腹痛得到了缓解。我能正常吃东西，不限制饮食，但还是不喜欢猪肉或奶制品。我偶尔会有恶心、腹胀，甚至腹泻，但现在通过非处方药治疗很快就缓解了。我也使用心理干预来控制我的症状，比如膈肌呼吸训练、可视化以及重构和理解事情不一定会失控的方法；如果这些方法有效，我就有能力处理我遇到的事情。我现在能够找出我腹痛发作的原因——主要是工作、家庭或偶尔普遍的压力，并努力使我的大脑平静下来，以平静我的肠道反应。多亏了我服用的神经调节剂，我的广泛性疼痛消失了。我身体任何部位的疼痛调节能力现在正常了。这是怎么发生的？是药片的作用还是安慰剂的作用？是医生的作用还是时间的问题？还是我自己？

这是我现在所知道的：

医患关系复杂而具有挑战性。慢性疾病和疼痛会让你觉得自己失控，尤其是当你错误地认为没有任何"真正"的病因，而且似乎没有办法治疗它的时候。患者去看医生是希望通过治疗恢复自我控制，但也知道他们可能没有"速效药"。患者想要的是诚实的对话，被倾听和理解，而不是被忽视。他们不介意医生说他们不确定发生了什么，只要他们致力于去发现，并且不会抛弃他们。

当我能够诚实地与Drossman医生分享我的症状、想法和感受，并且知道他会倾听并尽力帮助我时，我的就医体验发生了改变；这让我觉得自己得到了认可并拥有自主权。即使在我感觉没有完全恢复的时候，我知道，我们会一起想出一个解决我症状的方案。他希望我加入，让我信任他，让我能很好地依从共同决定的治疗方案。

我和医生的互动帮我找到了自己的声音，为自己说话。通过这场磨难，我明白了与医生的消极互动中的我起到了什么样的作用。我和他们的困难沟通反射并放大了我内心来自童年创伤的无助感、失控感和愤怒感。所以，当我为我的孩子、家人和朋友奋力拼搏时，与医生沟通不顺时我退缩了。我还在努力治疗恢复中。想让一个患有慢性病、有创伤和受虐待史的患者一夜之间就克服过去的应对机制和不健康的心理状态是不现实的。

我也对身体发生的状况有了更好的理解。教育对于患者是强有力的工具，可以帮助他们理解饮食、应激、创伤和其他外界因素在他们的疾病和康复中的作用。我也更好地理解了大脑在慢性疾病中的作用。身体和大脑之间有着强大的联系，需要针对两者共同治疗，以实现全面的症状管理。健康心理学家对任何患胃肠道疾病的患者都是一个极好的帮手，学习如何识别和管理加重症状的诱因是自我管理过程的一个重要部分。

任何人都没有权利夺走我的健康、光明或真相。作为一个患者和一个职业女性，我现在有了一种新的拥有自主权的感觉。我第一次可以说，是的，我很好，真的很好。

影响我治疗的问题

我经历了疾病和康复，产生了许多想法和感受。它们影响了我，让我明白为什么像我所经历的那样，那么多同样受折磨的患者在扮演患者角色时和医患互动中会感到无助。这段经历让我找到了答案，并作为一名患者代言人，用这些知识来帮助其他患者。

我发现许多问题影响了患者的治疗，有很多事情要考虑。不幸的是，美国的医疗受社会、性别、种族和宗教偏见的影响。这些问题驱使很多 DGBI 患者经历非常负面的患病体验，最终，导致糟糕的结果——就像他们对我的治疗一样（的确，还有对我的生活的影响），直到我遇到 Drossman 医生，他认可我的患病体验，并给予我控制健康的自主权。

性别成见　即使在 2020 年，性别成见依然影响着医疗结局。多年来，女性在寻求医疗服务时被认为要"友好的"、"温柔地提问"和"耐心候诊"。然而最终，这对我们是不利的。我过去常听到自己说这样的话："很抱歉打扰您，我知道您很忙，可能有比我情况更严重的患者，但您能帮帮我吗？"。大约十年前，我和一个男同事、两个女同事驱车几小时去邻市拜访志愿者。在高速公路上行驶了几英里后，我们租来的车猛然停了下来，并开始从通风口喷出热油和空调冷却液，溅到了我们的脸上、身体上和衣服上，即刻烧伤了眼睛和皮肤。我们呆呆地坐了一会儿，当我们意识到出现化学烧伤时，立即拨打了 911 并被送至附近的医院。到医院后，很显然我们需要医疗处理。因为我的男同事是司机，我是前排乘客，我们吸入了冷却液，鼻子和嘴巴里都出现了烧伤。我们有着同样的损伤，报告了同样的症状，症状的严重程度和疼痛程度相同，但男同事被分诊后立即就诊。而我被护送到急诊室走廊里的推车上等了 3 小时，没有人给我一件长袍，只给了我几条纸巾来擦去衣服和身上的化学品。我多次向路过的护士求助，结果被告知所有人员都很忙，我需要继续等待。我的眼睛、鼻子和喉咙像火一样在灼烧；我呼吸困难，不停地咳嗽和喘息。我的胸部、手臂和脸都是红色的，布满了小水疱，但我得继续等待。从我所在的推车上，我可以看到在走廊尽头的房间里我的那位男同事正在接受治疗，已经被清洁干净，正在休息。我简直不敢相信。最终我自己在洗手间尝试清理的时候，主治医师来看我，但没有找到我，他继续让我再等4 小时。我最终得到了治疗和缓解，但需要后续几个月的随诊，因为我的伤势没有像我同事那样得到快速的治疗。

疼痛管理　即使在临床检查显示女性存在躯体疼痛的情况下，性别成见还使人们相信导致她们疼痛的是情感因素而不是身体因素 [41,42]。我忍受了几年的盆腔疼痛和功能障碍，最近看了一位女性泌尿妇科医生，她建议我做盆底手术。然而在直肠和膀胱膨出修补术后 1 周，我出现了剧烈的腹痛。我回到妇科医生那里复诊，取出了留置的导管。我的情况很糟糕，穿着小叮当牛仔裤、连帽衫，痛苦万分地从床上滚下来。尽管我坚持认为有些事情不对，医生没有为我查体。陪伴我的丈夫看到工作人员没有认真对待我的需求，他介入了，坚持要求他们为我做检查，至少给我应用更好的镇痛药。尽管我们两人都努力了，但一位女主治医生还是有些讽刺地告诉我："一位 78 岁的妇女也做了同样的手术，术后没有太多疼痛。"我被告知没什么问题，给开了布洛芬和加巴喷丁，然后被送回家。几天后，我在剧痛中醒来，考虑是否叫救护车。然而，我打电话预约后去看了另一位内科医生，他根据同一份严重疼痛的报告，给我做了检查，发现缝线断裂处内部有一个溃疡，而且发生了感染。我得到了适当的治疗，疼痛很快消失了。这说明了女性夸大疼痛的成见是如何影响正确的疼痛处理的，甚至从女医生到女患者。可悲的是这并不少见。研究表明，女性的痛苦通常被忽视、被嘲笑并被哄着学会沉默[41,43]。医生往往对女性的疾病诊断和治疗不足，并导致不良的医疗结果[44,45]。在最近的一部喜剧特辑中，Wanda Sykes（美国喜剧演员——译者注）在被诊断乳腺癌并接受乳腺切除术后分享了她自己的经历。她没被提供任何术后镇痛药物，被告知布洛芬足以控制她的术后疼痛，因为女性——尤其是有色人种的女性——更容易被认为会夸大她们的疼痛程度和对阿片类药物成瘾。她评述到当她从一次大手术中恢复过来时只服用了布洛芬，而她的男性朋友服用了羟考酮对乙酰氨基酚来治疗甲沟炎。这似乎不太公平。同样，在没有适当证据的情况下，医生可能会错误地将患有慢性疼痛的女性诊断为患有精神疾病，并且更可能会开精神治疗药处方[43,46]。如果你是女性，很可能你已经经历了某种程度的类似情况——这会导致接下来对我们的影响：这种情况如何影响患者。

对患者的影响　当你问一个患有慢性疼痛的女性她的患病经历时，你会经常听到内疚、羞耻、尴尬甚至抑郁的故事。从我的经验中我体会到，女性天生容易产生不必要的自我批评，在处理疼痛或慢性病时经常感到沮丧、愤怒和无助[43,45]。慢性病也会损害我们的工作、照顾亲人、与他人互动和执行基本个人任务的能力。肠易激综合征患者对排便习惯的担忧会影响约会、亲密关系和性行为，从而造成进一步的孤立[30,45,46]。这会让我们面对家人、朋友、同事时感觉耻辱，甚至会更加退缩。我们在看医生时不应该感到耻辱，可悲的是，我们中的许多人都是这样的。

来自医生的羞辱　当医生羞辱有 DGBI 症状的患者时，对患者的影响是深远的。如果患者从二元论的角度接受这个诊断，患者可能会产生内疚感和自责感，因为患者的病情没有被认可是"真实的"。告诉患者或推断他们是"发疯了"、"歇斯底里的"或"不稳定的"会让他们脱离状态。当医生说我夸大了症状的严重性时，我感受到自己不被认可和羞耻，这源于我"疯了"的暗示。大约 50% 的肠易激综合征患者不告诉他们的家人和朋友被诊断了这类疾病，因为他们害怕被误解或不被相信[45]。这种孤立感和耻辱感增加了我们在试图控制自己这些病症时所感受到的压力。

应激的作用　关于应激对于慢性疾病症状严重程度的影响有很好的研究和阐述。但是，当医生告诉患者他们的病症是应激的结果时，这意味着是单一的病因，我们现在知道这是不科学的。重要的是，这还导致患者在某种程度上感到自己有责任。他们对如何阻止这种疾病感到无助，对要为疾病负责的暗示感到气愤。因为他们缺乏良好的应激管理能力，没有可行的选择去改变应激的应对方式。当医生告诉我要更好地控制应激时，我记得当时在想："当然，明白。所以，我要辞掉我的工作，和我丈夫离婚，把我的孩子寄养给别人，搬到一个荒岛上去！"医生们经常绞尽脑汁地重新审视这种观点。正确地认识和接受应激对患者起作用的观点需要医生解释应激和胃肠症状的双向性。脑-肠轴阐明了慢性和严重症状是如何造成心理障碍，进而影响疾病的严重性和慢性化程度。DGBI 不是一种精神疾病[31]。这样的解释对患者很有启发。这个解释无疑让我敞开了心扉，听取了医生关于应激管理的建议，包括使用神经调节剂[30,31]。

体格检查的影响力　体格检查可以让患者感觉被重视，因为它表明医生致力于与患者一起努力查清疾病。在过去的 10 年里，我一只手就可以数出医生进行查体的次数。这深刻地影响了我对医生的看法，他们是否关心我，以及他们对我症状的关注和理解如何，这些看法可促成非常重要的联系[47]。沟通的信心、安全感和信任感改变了就医过程。患者可能会感觉到与医生的联系更紧密，相信他们的诊断和建议的治疗，并希望继续随诊[48]。一旦这种联系建立起来，作为患者我们将接受关于自己病情的教育。

患者教育　拉丁语中医生的意思是"教育"。因为我曾经是一名教师，我喜欢这个词表达的意思，医生不仅在诊断和治疗方面，而且在教育患者理解病情和选择治疗方案方面，都扮演着完美的角色。患者希望得到教育，如果医生不给我们所需要的信息，我们将从不太可靠的来源（如谷歌医生）寻求信息。

20 年前，患者教育意味着在办公室里分发科普宣传资料。现在，患者不想被贬低。我们需要有科学依据的、相关的且完整的教育[45,48]。最好的和最有效的教育形式是在诊室，与一名医生或临床团队成员进行一对一的对话，然后使用图表展示作用机制、生理学和治疗原理。无论医生选择什么类型的教育，都需要经常查证，以确保患者能正确地理解[30,41]。这种互动学习环境创造了深入理解、共同决策和依从治疗的机会。同样也促进患者学习自我控制和管理策略[30,49,50]。

安排预约随诊　痛苦中的患者不想被抛弃。尤其是患者存在慢性疾病时，医生应该安排预约随诊。在遇到 Drossman 医生之前，我只被告知如果需要就回来随诊；没有更长期的医疗计划。当医生开始计划后续的诊疗时，他们传达了要为患者的健康负责，也奠定了未来积极互动的基础[48]。

减少羞耻感　我的许多童年经历使我感到很大的羞耻，这种感觉在我得了慢性病以后再次出现。我从 Brené Brown 医生那里学到很多方法来克服和疗愈过往创伤带来的羞耻感。她这样描述羞耻："羞耻可以保护脆弱。知道和说出羞耻是最重要的，这样能使得我们不会陷入自己的思维'我不值得拥有爱和归属'，而是将羞耻感转化为一种深刻的认识，即无论如何自己都是值得被爱和拥有归属的。理解羞耻感意味着感觉到羞耻的时候尽快说出来，这样避免陷入羞耻风暴。因为羞耻感就怕被说出来，理解羞耻可以获得解放，感到羞耻的时候可以找朋友倾诉。同情是羞耻的解药。同情就是感受到被理解，知道我们并不孤单。"

这不让你起鸡皮疙瘩吗？！我喜欢这样的解释，患者如何通过谈论病症与他人共情，以克服对疾病的羞耻感和耻辱感。我们需要知道自己的归属，被理解和被接受，即使我们有复杂的过去、创伤、缺陷和疾病。向陌生人寻求帮助或建议并不那么容易受到伤害。讲出你的故事不容易。让我们来面对，谁想谈论个人问题，或者更糟的？！不过，我向你保证，表示脆弱和分享的好处远远大于负面影响。我明白，通过讲述我的个人故事，我可以为其他面临类似问题的人提供帮助和希望，同时对自己讲述生活，治愈过去的痛苦，更好地管理自己的健康。这是自我管理、自我实现、自我照顾的一部分。改变不会在一夜之间发生，所以对自己温柔一些，采取这里列举的步骤，帮助找回自我控制、倾听自己的声音、实现健康之旅。

希望，而非绝望　最后，我们都需要希望。我听过很多患者在面对他们患病体验时的绝望。在他们看来没人了解他们的病症，治疗是短暂的并且有些不可靠，所以无法实现康复。我相信希望包括重新设定可实现的期望。慢性疾病就是那样：慢性。没有魔杖可以挥舞，实现完全和彻底的恢复。然而，当你开始更多地理解你的诊断，实施可用的治疗，并理解你在诊疗建议和管理中所扮演的角色时，你就可以朝着更正常、更快乐的生活迈出一小步。希望还包括与他人分享你的担忧和恐惧，这样你就知道你并不孤单，可以一起解决。我愿意倾听与我有同样的挣扎经历的患者，因为我能够给他们带来希望、友谊，并成为愿意理解并倾听他们的人。通常，这在治疗上已经足够了。我们在一起！

如果你需要一个真正理解你的人，欢迎随时与我联系。在 Twitter@JohannahRuddy 上找到我。

医生对 Johannah 经历的观点 [31]

——Douglas A. Drossman，医学博士

Johannah 不同寻常的故事反映了从疾病到健康，从无助到自我效能的转变。这段经历是从一段高度紧张时期的细菌性（大肠杆菌）胃肠炎开始的。两种因素共存是感染后肠易激综合征发生的基础 [51,52]。她在急性感染期间的严重疼痛和血便得到了适当的治疗；那么，为什么她的病情在感染恢复后会变差呢？正如我们

所讨论的，当检查发现异常时，症状被认为是更加合理的。但当结肠镜和其他检查没发现问题时，就没有"疾病"来解释症状，这造成了心理上的羞耻[8]。此外，如今美国的医疗系统向医生补偿了费用，医生会做更多的检查，并把精力集中在"病情更严重"的患者上。这可能使医生分配较少的时间和注意力在 Johannah 身上，尽管她有着严重的症状并影响了生活质量[1]。最终，不熟悉 DGBI 诊断和治疗的医生可能会觉得不理解、无能为力或无法去治疗这类患者。他们甚至可能认为患有这些疾病的患者不属于他们的医疗责任范围。然后，当面临着不得不诊治这些患者时，医生的行为方式可能会被患者视为不屑一顾甚至是侮辱。

理解这个故事是如何演变的包括两个方面。这一过程中 Johannah 有何作用？她成长于 20 世纪七八十年代，当时的家庭文化和社会因素[53,54]鼓励坚忍和性别角色社会化[55]。正如她所描述的，女孩被教育为不要过于自信，要毫无疑问地服从权威（尤其是男性）。她所经历的创伤进一步限制了她处理病症等意外情况的控制能力，增加了她的脆弱性，也降低了对权威人士的信任[32]。此外，这一切的应激只会加剧她的痛苦并削弱适应能力[32,56]。

我的研究表明，早期创伤不会导致 DGBI。然而，它影响个体后来对胃肠疾病的处理，包括症状的严重程度、个人的态度、对处理能力的认识，以及基于此产生的患者对医生的行为。我还从研究中发现，在创伤时产生的无助感、羞耻感、缺乏信任和耻辱感，在患者后来面对新的挑战性情况时（如胃肠疾病）会再次产生影响[32]。因此，患者对其当前疾病的归因来源于他们在早期创伤经历中所融入的内容。

这有助于解释当医生对 Johannah 的治疗欠佳时她为什么不能有效地为自己辩护，但她却有能力维护家庭的利益。她描述的早年不良经历的影响，导致她无法有效地与医生互动，造成了一场彻底的风暴：不满、无助和痛苦的恶性循环。结果，她对医疗系统失望了。

这个循环是如何逆转的？在她第一次就诊时，我给她做了诊断，并解释了她出现症状的原因。我回应了她的担忧，将其合理化，解释了后续可能的治疗，并强调她也将参与做出医疗决策。我让她参与合作，无论治疗计划的结果如何都愿意提供帮助。我担任她的顾问，倡导以患者为中心的医疗模式，解除她的情绪困扰，增强她的信任和自我效能感，让她重新获得控制权。用她的话来说，"当我能够诚实地与医生分享自己的症状、想法和感受，并且知道他会倾听和尽力帮助我时，我的就医体验发生了变化；这让我觉得自己得到了认可并拥有自主权"。恶性循环被逆转了，Johannah 在看诊时不再感到无助。她现在能够鼓励他人以她期望的方式参与，这对双方都有利。

此外，这种个人成长经历为她开启了一个新的职业生涯，成为该领域的患者顾问和教育家。从她的经历和她对患者遭遇的内在感受中，她可以帮助患者找到解决方案。她将自己的技能运用到社交媒体和患者教育项目中。她成功地获得了教育基金，并开始了学术生涯，撰写同行评议的出版物。我很高兴地看到我们现在合作开发和实施学习项目，向医生和患者传授这些价值观。这本书就是这种合作的成果。

陈　洋　翻译

李晓青　审校

医患关系——双行道

沟通是双向的，因此医患关系也是一条双行道。在这个过程中，患者和医生扮演各自的角色，双方都需要履行不同的职责才能真正做到以患者为中心的医疗模式。

表2列出了患者和医生需要知晓的内容。

表2　患者和医生应知晓的内容[30]

患者需要知晓的内容	医生需要知晓的内容
无论如何，您和您的健康都是值得珍惜的	患者需要感受到您在把他们作为一个人来关心，而不是对疾病的处置
您可以提出在医疗中受到尊重、尊敬的要求	患者需要感受到医护人员很重视他们所提供的详细情况，这些资料有助于您对他们的诊疗
您有权利对您的诊疗提出个人的想法和感受	患者需要感受到他们的医生会采纳他们的想法和感受
您有权利提出问题，要求通过直观教具来帮助您了解您的诊断和治疗	患者需理解诊断和治疗方案，这样他们可以参与其中，并感觉到他们在诊疗过程中拥有话语权
您有权利让医护人员倾听您的述说	患者并不在意我们的声望，他们需要您以仁爱之心去治愈给他们生活带来困扰的病痛
您有权利与您的医生建立伙伴般的关系	当您说"我不知道（如何是好）"时，患者是能接受的，只要您能继续想办法给他们治病或介绍他们去找有可能帮助他们的专家
如果您的需求没有得到满足，您可以拒绝治疗或寻求其他的诊疗意见	患者需要知道您是不会不管他们的

优化医患关系的关键要素

前面我们介绍了以患者为中心的医患关系应该是一种什么样的情形，下面我们讨论使其可行的要素。正如我们一直强调的那样，医生和患者均在其中起重要作用，所以，我们首先讨论医生的作用，然后看看患者需要做什么。

医生的作用

医生应具备与患者沟通交流的能力，通过良好的沟通来稳固医患关系，促进以患者为中心的诊疗[39,50]。在这里我们为医生提供十个技巧，也可扫描本页二维码观看视频。

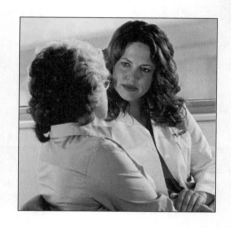

| 用心倾听 |
| 确定诊疗计划 |
| 共情 |
| 确认感受 |
| 设立切实的目标 |
| 教育 |
| 安慰 |
| 协商 |
| 面对 |

用心倾听　我们很多人都认为自己是很好的倾听者，果真是这样的吗？就像您与朋友或家人一起聚会，你们站在一起，也许喝着饮料，谈论你们各自的家庭；您与您的伴侣说着孩子的事儿，看起来彼此对话题都很投入，你们开始想自己的孩子。如果在那个时候，我过来问您，您的伴侣在说什么，您是不是会很惊讶您居然不知道？在交谈过程中，有时候我们也可以"暂时停顿"一下，根据已经谈到的内容整理我们的思绪，然后发表我们的看法。同样，医生在诊室接诊患者时也可能会分心，因为他们要快速罗列出一连串的与诊断相关的问题，深入问诊，同时还要将这些采集到的信息录入到电子病历系统中，甚至可能还会考虑一下晚餐吃什么。这时，患者会注意到医生并没有专注于他，或者医生所问的问题似乎与自己刚才所说的内容无关。我们所说的用心倾听，是医生需要全神贯注地听患者讲述，并伴随自然的眼神交流。为了充分了解患者的症状、想法和感受，医生询问的每一个问题都要等待患者讲述完毕，而不要随意打断；然后，医生根据患者所讲述的内容，继续问诊下一个问题，而不是按照预先准备的问诊清单询问患者。

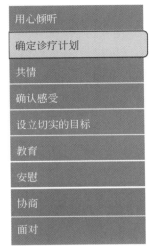

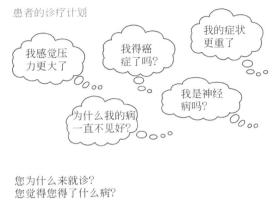

　　确定诊疗计划（日程）　　医生需要发现根本的问题并与患者进行讨论，也可以直接问患者："您希望我们今天解决什么问题？"。制订诊疗计划意味着医生需要明了以下问题：您（患者）为什么来就诊？您对自己的疾病感受如何？您的担忧有哪些？以及这一切对您的日常生活影响有多大？首诊对于制订诊断和后续治疗计划至关重要。我建议医生就以下 4 个问题展开问诊。

　　a. 您为什么来就诊？患者可能有很多就诊的原因，可能会非常直接地说"我胃痛"，也可能有更特殊的原因如"我想办病退"，或者这次就诊的理由可能是一种无意的情感流露："今天是我父亲去世一周年祭日，我感觉我的胸痛跟他一样。"

　　b. 您觉得您得了什么病？患者对疾病的看法或执念通常源于家庭和文化背景。了解这些有助于制订治疗计划。有些患者常年腹痛，尽管各种检查均无异常，但他们仍然坚信自己可能存在没有检查出来的感染，这种情况并不少见。了解患者对诊断的看法有助于预测患者对治疗的反应。例如，我可能会对患者说：疼痛的始发原因可能是那次感染，但现在已经没有感染了，但它使得您的神经敏感，导致疼痛症状持续（类似于"幻肢"）。这样的沟通就为后续针对有内脏高敏的 DGBI 进行治疗做好了铺垫。

　　c. 有什么事情让您担心或放心不下？患者经常担心患癌症或有其他严重的疾病，但并不情愿讲出来。然而，医生能从诊疗和检查中直观地知道患者没有癌症，通常会对患者说"一切正常"来安慰患者。但医生可能不会在患者病历中把这些记录下来，因为患者没有向医生表达对这个问题的担忧。但是，如果医生询问了患者的担心，让患者有机会说出来，这样医生就可以通过确认和安慰，进一步消除患者的疑虑。例如，医生可能会说："根据今天的评估和检查，没有证据显示您有癌症。您 6 个月前的 CT 扫描没有问题，您的这种疼痛已经这么多年了，如果这个疼痛是由癌症引起的，我们会在 X 线片上看到病灶。当然，我也会保持警惕，未来如果有任何情况变化，我会重新评估您的诊断。"

d. 您觉得我能为您做些什么？医生向患者提出这个问题，然后可以让患者谈谈自己对治疗的期望。一些多年被慢性病困扰的患者可能有一些不切实际的想法：期望疼痛能完全消除或疾病能完全治愈。但是，医生需要帮这些患者重新设定一个更现实的目标（见下文设定切实的目标）。

共情　当医生对患者说诸如"这种疼痛让您很难受，我能理解"之类的话时，医生是认可患者的感受的。医生应该同情患者，不带偏见地了解患者的想法（患者的世界观和对疾病的看法）、认识和理解患者的感受，并询问患者是否理解医生对他们说的内容。

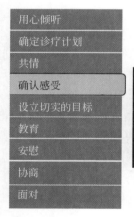

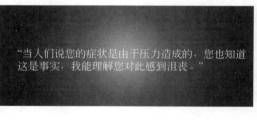

"当人们说您的症状是由于压力造成的，您也知道这是事实，我能理解您对此感到沮丧。"

确认感受　即使医生不同意患者的观点，确认患者的感受也有助于营造一种开放和接纳的氛围[57]。医生认可患者的想法和感受，但需要去证实患者的这些想法和感受的真实性。例如，他人说患者的不适是因为压力造成的，这令患者很不高兴时，医生可以这样对患者说："我能理解，别人说您的症状是压力造成的，您很不高兴，但这是事实。"这样的确认打开了一扇大门，医生和患者可以深入讨论压力对疾病的影响。

设定切实的目标　慢性病患者希望尽快得到确诊和被治愈，这种期望是可以理解的。同时，医生要明白，只有持续关注对慢性病的治疗管理，方可获得期望的疗效。患者和医生之间对预期疗效的差距需要调和。例如，医生可以说："我理解您多么希望这些症状消失，但它们会长期存在，因此我们需要重新设定我们的期望值。如果我们能在接下来的几个月时间里使您的症状减轻 30%，您觉得可以吗？"

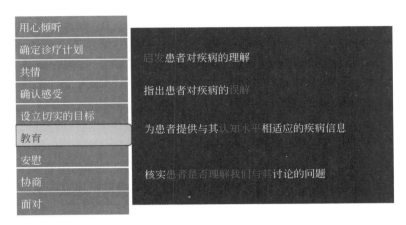

教育 教育也是治疗。在首诊时向患者恰当地解释病情并拟定诊疗计划，这一点至关重要。我无数次听到患者说"从来没有医生告诉过我这些内容"。我相信有医生告诉过他们，但告知的方式是简短或肤浅的，因此没有给患者留下深刻的印象。患者教育是一个反复的过程，包括核实患者的理解程度，指出错误的观念，以患者理解的方式告知病情，并确保他们对疾病的理解与我们告知的内容是一致的。关于患者教育方面的示例、图片、视频等资料都非常齐全，可以查看罗马基金会的患者教育视频库。当患者和医生都清楚病情并能一起制订治疗方案时，患者会感觉对自己的症状能得到更好的控制，并能够作为长期治疗团队中的成员参与自己的治疗。

安慰 和患者教育一样，安慰也是一个反复的过程。这不仅仅是拍拍患者的肩膀，说"别担心"。如果过早地向患者做出这样的承诺，通常是无用的。可取的做法是，医生必须在确认自己已经明了患者所有的疑虑后，给予适当的解释以回应他们关心的问题，以及确认患者已经理解这些解释的内容。

协商 患者和医生需要就诊断和治疗的可选择方案达成共识。医生应该在向患者解释清楚可选择治疗方案后，让患者谈谈自己对这些方案的个人体验、理解和偏好选择，据此医生可以为患者选择与医生预期相一致的治疗方案（而不是医生命令式地决定治疗方案）。例如，我通常会为患者提供多种治疗方案，说明各种方案的优势和可能的副作用；然后，和患者一起讨论每种治疗方法的利弊；再然后，和患者共同协商治疗的优先级顺序计划。这样，在患者下次就诊时，

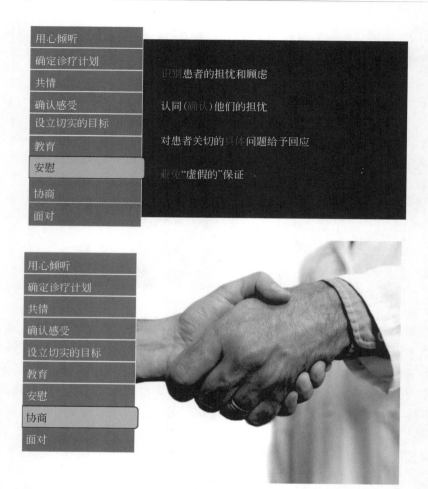

用心倾听
确定诊疗计划
共情
确认感受
设立切实的目标
教育
安慰

识别患者的担忧和顾虑

认同(确认)他们的担忧

对患者关切的具体问题给予回应

避免"虚假的"保证

协商
面对

用心倾听
确定诊疗计划
共情
确认感受
设立切实的目标
教育
安慰
协商
面对

如果一种治疗方案的疗效不理想，我们就可以按讨论好的顺序计划进入下一步治疗方案。

帮助患者尽己之责　研究表明，慢性病患者主动参与自己的疾病诊疗时，治疗效果最好，医生必须鼓励他们主动参与。例如，我一般不这样问患者："您的疼痛怎么样了？"我会对我的患者说："您是如何控制疼痛的呢？"第二种提问方式鼓励患者在疾病管理中发挥积极作用，并减轻医生的责任压力。医生应该为患者提供多种治疗选择，通过讨论其风险和益处，让患者经过反复思考后做出明智的决定。

面对　支持和倾听是成功的医患沟通中必不可少的部分。让患者说出敏感信息可能非常困难，但这也取决于患者对医生的信任程度。虽然初看上去强烈的情绪事件与患者症状似乎无关，但这些事件会降低疼痛阈值，并加重患者胃肠道症

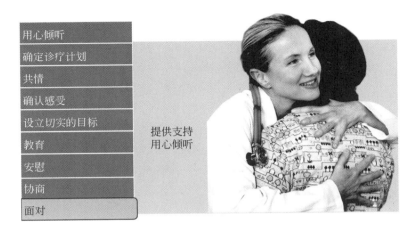

用心倾听
确定诊疗计划
共情
确认感受
设立切实的目标
教育
安慰
协商
面对

提供支持
用心倾听

状，使情绪更糟糕。情绪和内脏高敏感两方面因素都会加重症状。所以，医生需要知道这些信息，从而有助于采取更有效的治疗措施。例如，我的研究表明，患者早期的创伤经历与其当下的胃肠道疼痛和其他症状的严重程度之间存在很强的关联[32]。创伤经历所带来的无助、脆弱、缺乏安全感和焦虑等负面情绪会在以后的生活中"回荡"。患者在面对新的挑战并感到不能掌控时，这些负面情绪会再次出现。慢性和严重的胃肠道症状就是一个负面情绪表现的例子，了解患者既往的相关信息，可帮助医生选择能改善胃肠道症状和相关情绪的脑-肠心理治疗。

肢体语言——非语言交流

不在于您说什么，而在于您怎么说

许多年前，我曾指导一名医学生学习如何问诊。患者是一名男性青少年。医学生表现得有点紧张，他对患者的讲述听得不多，而是不停地偷瞄他的问诊列表，试图把需要问诊的问题全部问完，他的举止相当不自然。患者低着头，似乎很无聊。问诊开始几分钟后，医学生的呼叫机响了，他告辞离开了房间。不知出于什么原因，当他回来时，显得放松了许多，开始积极地与患者谈论学校和运动的一些话题，患者也很热情地回应他。我观察到他们俩对谈话都非常投入（我稍后会再详细介绍谈话参与度）。过了一会儿，医学生看了看手表说："好吧，我们还是回到我们的诊疗问题吧。"然后他们一起又变得和问诊刚开始的状态一样，医学生变得刻板起来，再次拿出他的问诊列表，患者低着头。这个故事说明交流沟通是一种自然行为，就像医学生回复呼叫电话之后到再次开始医疗问诊之前的那段时间的状态。然后，学生试图继续进行病情问诊，设置了一个非语言性干扰，打断了之前的流畅的交流过程。这个实例成为我们医学生教学中的一个学习片段。

在人与人沟通方式中，非语言交流比语言交流方式出现得更早（图25）。手势、身体距离/接近、非语言信号，这些一直是并且仍然是最真切和永恒不变的交流形式。非语言图像编码区域在大脑最原始的编码区域，且与不易被意识控制的情绪中心相联系。非语言交流方面的专家、经验丰富的临床医生和心理学家，甚至美国情报中心（Federal Bureau of Investigation，FBI）的特工和魔术师，他们都知道人们可以受语言的欺骗和误导，但非语言交流不具有欺骗性。非语言交流也可以传递情感，有效的交流可以建立诚信、相互联系和信任。20世纪70年代，心理学家开始研究单身酒吧中的二元互动。他们发现两者同步的非语言身体行为与其亲密感有关。那些无意识的同步模仿对方动作的情侣在情感上是投入的。他们以相同的方式倾斜身体，腿部姿势也一样。

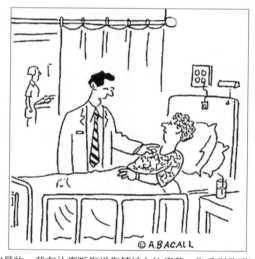

"是的，我在认真听您说您精神上的痛苦。您看到我通过
眼神交流、接纳的姿势、俯身并富有同情心地点头了吗？"

图25　非语言交流

我经常能观察到患者在谈论失落或悲伤的记忆时会轻轻抚摸颧骨的外上方，这是象征性地擦眼泪的动作；这种动作非常常见，通常是无意识的。当我申请培训项目时，我在面试中注意到，如果面试官交叉双臂时我最好说一些能更令他满意的事情，否则面试可能会不顺利。

我的导师George Engel首先教我们表达"无助"的姿态。我们都观察到过这种姿势，能理解这个姿势产生的感觉，但我们可能并不能清楚地解释它的含义。当一个人坐在椅子上，您问他："您今天过得怎么样？"他今天和老板讨论了一些有问题的项目，可能这些项目没赶上最后期限，或者他与老板发生了争执。这时，他举起一只手或两只手，掌心向内，然后突然放下，仿佛受到重力的影响。这是一个信号，指引我同情地说："您一定感到无助。"在大多数情况下，患者会认可我的此番解释。我们可以用非语言手势来认同患者用语言所表达的感受。在童年时期我们就学会了用这种无助的手势：假设您是一个3岁的孩子，您会朝哪里打手势求助？但是，如果您举手了，而没有得到帮助怎么办？手势的第二部分是双手随重力作用下垂，这象征着无法获得帮助。这些手势在所有文化中都通用。

这些例子说明了在临床中观察、理解和应用非语言交流的价值。患者和医生可以评估彼此的参与程度，并找到增进互动的方法；他们可以互相学习。

那么，让我们来看看临床实际情形。请花点时间看看医生和患者的图片（图26）。您看到了什么，虽然无法听见他们谈话的内容，您觉得这次就诊进展得如何？

我在讲座中用下面这张照片来说明一种被称为"约定"的非语言交流技巧。是的，生活中人们会有婚约（双方参与），但在医疗活动中，约定意味着患者和医生之间互相交流或沟通是朝着共同目标，即治疗疾病所开展的。

如图26所示，医患共同参与的特点表现为以下几点：
• 自然的眼神交流
• 肯定的点头和手势
• 温和的语气
• 亲密的人际距离
• 伙伴般的关系

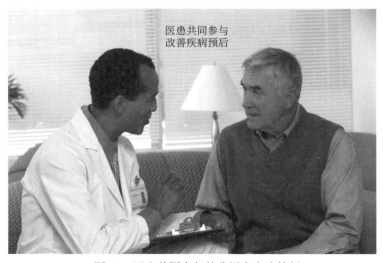

图26　医患共同参与的非语言交流特征

下面另一组图（图 27）更详细地解释无效和有效的非语言交流。同样，图片也没有显示语言交流，如果您是患者，这两张图片给您什么感觉？我相信现在您知道原因了。

非语言交流

无效的交流　　　　　　　　　　　　有效的交流

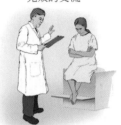
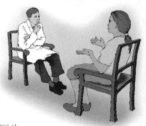

医生：
- 眼睛一直看着病历，回避和患者的眼神交流
- 不与患者面对面
- 不耐烦地挥手

患者：
- 垂肩低头
- 双臂交叉，表现出被动和不接受的姿态

医生：
- 面向患者，用温和的眼神看患者
- 手托下巴，听取患者的叙述，并表示认可

患者：
- 医生在专心听自己的讲述并认可
- 医生在鼓励自己尽情表达
- 这样可以展现出一种放松的姿态和自然的手势

图 27　无效的和有效的非语言交流

（引自：Ruddy J. From pretending to truly being OK: A journey from illness to health with postinfection irritable bowel syndrome. Gastroenterology 2018;155:1666–1669）

　　医患共同参与是一种非语言交流形式，能提高患者满意度、彼此联络、患者治疗依从性，进一步改善临床疗效[58]。可以访问罗马基金会官方网站，观看有关更多非语言交流方法的演示。

　　现在我们可以对以上内容做一个总结。表 3 详细列出了医生方面的一些语言和非语言行为，它们可增进医患关系（促进式）或给医患关系拖后腿（阻拦式）。

表 3　影响医患沟通的非语言行为和语言行为[50]

行为	促进式	阻拦式
非语言		
接诊环境	私密、舒适	嘈杂，布局给人隔阂感
眼神交流	频繁	很少或盯着看
倾听	用心倾听——提问与患者所说的内容有关	不专心或经常被其他事情分神（如打字）

续表

行为	促进式	阻拦式
身体姿势	面对患者、开放、放松的姿态	侧身、双臂交叉
点头	恰如其分	很少或过于频繁
身体接近程度	一臂距离	太近或太远
面部表情	对患者的讲述感兴趣，能理解	心不在焉、无聊、不赞同
语音语调	温和的语气	生硬、急促
抚慰	在恰当时候，可使用得当的安抚（如轻轻拍肩部）表达抚慰	不恰当或不合时机的抚慰动作会显得不真心
其他协调表现（手臂、腿）	自然	不自然
语言		
提问形式	用开放式提问让患者谈他的假设	生硬或刻板的方式
	用封闭式提问测试患者的假设	多项选择题式或套问式提问（你没有……？你有……？）
	引用患者的词句	使用生僻词语或术语
	通过"呼应"或用肯定的手势鼓励患者就问题进行讨论	经常打断谈话，或不恰当地控制谈话的节奏
	对患者的叙述进行小结	没有小结
问诊风格	非评判式	评判式
	顺着患者优先提及的问题展开（患者主导的问诊）	按医生自己事先设定的条目或风格
	缩窄问诊的主线	毫无条理地提问
	恰当使用沉默	中断或过多沉默
	恰当安慰和鼓励	过早或不必要的安慰或鼓励
	表达共情	没有表达共情或不够真心
提出建议	与患者协商，征求反馈意见	不听取患者反馈，直接表明医生自己的观点
询问/提供诊疗信息	提供适当的诊疗信息	向患者灌输过多的医学知识和过于详细的诊疗信息
询问/提供社会心理信息	以敏锐但不带吓唬性的方式询问	忽视患者社会心理方面的资料或问一些冒犯性或打探性的问题
幽默	鼓励恰当的幽默	不幽默或不恰当的幽默

患者的作用 [39]

在医疗伙伴关系中，患者的责任是与您的医生一起，做您该做的事情，争取积极的治疗效果，正像我们前面所讨论的那样。合作关系不是由一个人全权负责（双方一起负责）。医患双方应一起分享成功；一起讨论，共担失败之责。记住这点，您对您的医生要抱有现实的期望，他没有治疗慢性病的"魔杖"。医生拥有科学知识，但他们也需要一些时间来明确诊断，并确保他们没有漏诊其他问题。同样，对于治疗，正如我们之前所讨论的那样，您有责任根据医生提供给您的诊疗信息，做出合适的治疗决定。下面的指导建议可帮助您建立良好的医患关系，并参与疾病的自我管理。

开始就诊

• 如果您愿意，可以带一位家人或朋友陪您就诊　他们可以给予您支持和帮助，在就诊时帮助您补充提出一些问题，并在就诊后帮助您记住一些重要的事情。

• 就诊的目的要明确、简洁　告诉医生您寻求他们帮助的原因和您的期望。

• 问对问题　就诊之前，您先考虑一下您要问什么　列出问题的简短条目或问题列表，这样可以帮助您整理思路——请注意：列表过长可能会分散注意力，并可能影响沟通。另外，请记住，这份列表是为了帮助您更有效地和医生交流，而不能代替您和医生的沟通，所以不要把它直接交给您的医生。

• 说出您的想法、感受和担心　您的想法、感受和担心都真实存在，这些都需要得到解决，您应信心满满地参与到您的诊疗中来。任何问题都不"愚蠢"。如果您的医生不知道您担心什么，他们就无法解决您的担心。

• 说实话　告知您对症状的感受（如发作频率、持续时间、对生活质量的影响）。不要只告诉医生您认为他们想听的内容。

• 倾诉您的难处（如失去亲人、悲痛、受虐待）　这个过程可能会让您觉得特别痛苦，甚至害怕，这在很大程度上取决于您和医生沟通的融洽程度和您对医生的信任感。您可能会慢慢地回想起一件令人痛苦的事情，"当时的事情太难了，不敢再想……"这时，如果您看到医生在很认真地听您说，并鼓励您继续讲，那您可以放心地讲下去。然后，您可以开始跟他讨论这件事，这样做可能会治愈您的心灵创伤。但是，如果医生看起来并没有专心听或想改变话题，您最好先收住，另找机会再说……

协商诊断和治疗

• 做一个果断和自信的合作伙伴　如前所述，以患者为中心的医疗模式需要您的参与。您与医生一起制订诊疗目标，并选择诊断和治疗方法。坦诚地回答医生的问题。在您有任何不理解或顾虑时，可以要求医生给予说明或做进一步解释。最终决定权在您自己手中，但医生必须提供相关医疗知识以指导您做出决定。

• 与医生合作制订最适合您的治疗计划　治疗计划可能包括多种方法，饮食、运动、药物治疗，还包括脑-肠心理疗法，如正念冥想、认知行为治疗（CBT）

或肠道导向催眠疗法等，这些方法可以治疗慢性疼痛。医生可能依次或以组合的方式向您推荐这些选择。如果第一轮治疗效果不佳，您和医生需要一起考虑下一步治疗方案。您需要了解每种治疗的方式、副作用、有效性，以及需要多长时间，以帮助您制订治疗计划。然后，在您进行任何治疗之前，您需要坦诚地表达对治疗方案的看法。最起码您要对自己参与制订的治疗计划感到满意。

• 确认您的医生会继续为您治疗　对于像 DGBI 这样的慢性病，您需要医生提供持续的诊疗帮助。因此，您在第一次就诊时询问您的医生是否能够并愿意为您长期随诊，这是合乎情理的事。如果医生承诺他们愿意与您保持伙伴般的关系并为您提供长期随诊，但却没有保持这种承诺，这说明医患关系不够牢靠。您有权向医生表明您的这种觉察或换个地方看病。

• 记住您在医疗过程中的权利　当医生不屑一顾或羞辱人的时候，患者难以得到很好的诊疗。这些患者有可能默默忍受，或者不停地更换医生，期望能找到答案，而每一次就诊遭遇都会让他们倍感挫败。您在诊疗过程中享有被尊重的权利，提出问题、表达不同意或发表自己的见解。您也有权征求其他医生的意见，而不必为此感到愧疚或不好意思。最后，您也有权说"不治疗了"。

在就诊的过程中出现问题怎么办？

大多数医生都是善良的，会尽全力帮助他们的患者；努力学习提高，期望能给患者提供最好的诊疗。这里主要谈一些医疗过程中较为少见的不顺心的情况。我听到许多患者抱怨他们以前的医生无能或误诊、误治。他们所言可能有一些是真实的，但一个巴掌拍不响。几年前，我和同事举办了一个学习班，帮助患者改善与医生的沟通。在讲台上，我们演示了一次就诊过程，提前训练了参加演示的模拟医生，让他在表演过程中非常合理地履行医生的职责。然后，我们让模拟患者演示了一些不恰当的行为：在就诊过程中接听手机，不知道自己使用的药物，不认真听医生的讲话并且还插话，等等。当我们询问学员（患者）的反馈时，我们惊讶地听到：他们大部分都会批评医生的表现。在随后的小组讨论中，我们发现由于之前与医生交流时产生了负面情绪，许多患者在后续与医生沟通时，会完全忽视自己在就诊时所做的或该做而没有做的那些可能干扰沟通的行为。随后，该小组认识到，当与医生的沟通不顺利时，他们可以使用一些方法来调整与医生的沟通方式，从而提高自身对沟通的掌控能力。这是这个小组讨论的亮点。

下面列出了一些在就诊期间可能出现的不利于沟通的情况，以及您可以采取哪些措施来改善这些情况。由我们来教患者如何向他们的医生提供反馈似乎很奇怪，但这种沟通和反馈是以患者为中心的医疗模式的核心部分。这种医疗关系是双向的，您的角色是作为伙伴关系的一员。在提供反馈时，主要的是关注您自己的感受，而不是批评医生的作为。

医生显得很匆忙　　这可能是最常见的抱怨，是由许多因素造成的，但这些原因通常可以理解：接诊开始晚、医生经常被护士或急的事打断、书写电子病历（electronic medical record，EMR）占用了大量时间等。我们推测医生显得匆忙的原因可能是在主治医生查房前无法完成自己的工作而导致医生紧张。这时，患者可以说"不好意思，您太忙了。我没关系，您先忙"。这番话让医生知道您理解他的两难处境，他会尽快来完成对您的接诊。

然而，有时医生忙碌的表现反映了可能存在更棘手的问题：沟通方式生硬且无济于事；对沟通技巧缺乏足够的训练；不情愿接诊 DGBI 患者或秉持二元论的观点接诊；或者这一天的工作很糟心；或者根本就是心不在焉。面对这样的情形，患者一开始就可以问医生，"看来您手头上有很多事情，我能做点什么吗？"您可以从医生的回应中找到答案。如果您的这个问题能让医生将注意力集中过来给您看病，他们的回答可能是"对不起，的确今天太忙了……"，那么这次就诊可能会大为改观。如果医生没有明确回答您的问题，或者他还是那副样子，您可以在几分钟后说："我不觉得我能好好地跟您说我的病情，我能做些什么来改善这状况吗？"如果此时医生的接诊情况仍没有改观，您在最后可以说："我对这次看病的过程不甚满意，有什么原因吗？"如果医生闭口不谈或没有任何在意的表现，患者需要接受当天这种令人糟心的看病体验，或者考虑以后换个医生看病。

医生看上去不屑一顾或羞辱患者（图28）　　医生的负面评价可能会伤害患者。如果医生说"您所有的检查结果都是正常的，我认为您的问题是由压力造成的。您要工作，同时还要照顾三个孩子，您需要放松和休息"，医生的这番话可能说明他并不理解患者的责任感、不知道怎样尝试向患者表达共情，或者缺乏处理此类问题的经验。更糟糕的是，这些话可能会让患者感觉带有贬义。

当医生说这些话时，他们可能想得太过简单，没有预料到这些话对患者的影响。医生需要接受这方面的培训。

患者需要弄清楚医生的话是否真有贬义，还是只是您自己误解了。这时，患者可以通过询问医生来澄清误解："医生，我可能压力很大，但我没有听到您给我的诊断，也还不清楚您计划怎么治疗我的病，您能说得清楚一些吗？"医生的答复可以让您在一定程度上判断他对这个问题的理解和看法，对您的下一步诊治可能有帮助。如果您发现医生的答复能让您满意，您可以继续您的就诊。但是，如果医生的意见没有改变，您可以说"对不起，您说的话让我觉得这是我的错，但我只是想知道我的诊断以及该如何治疗"。这时，如果医生表现出抵触情绪或与您争论，这意味着您需要考虑重新选择医生。

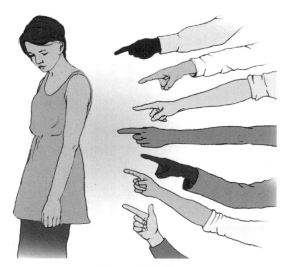

图 28　污名化

　　医生看上去缺乏相关知识　有时候，医生可能不熟悉 DGBI 的诊断方法。这时，医生会给患者安排很多检查以寻找器质性疾病的证据——即使此前的检查结果为阴性，他们还会继续安排检查。然而，对 DGBI 诊治有经验的医生会使用罗马标准做出诊断，只是进行一些筛查检测以排除其他疾病。如果这些结果是正常的，那么医生就可以确立诊断，并把主要精力放在治疗上。对那些不太熟悉 DGBI 的医生，可能会"一根筋"地只认同有生物学检查结果支持的诊断，而不管这些诊断与患者的临床症状是否一致。许多患者来找我时，都有着一些不准确或不确定的诊断"帽子"，如小肠细菌过度生长（small intestinal bacterial overgrowth，SIBO）、胃轻瘫、莱姆病、正中弓状韧带综合征（median arcuate ligament syndrome，MALS）、寄生虫感染、肥大细胞疾病等。在这些情况下，之前给他们看病的医生会给患者一些明确的诊断，而不是与患者说诊断不明确，这样医生也觉得坦然一些。但这么做会导致患者得不到正确的诊断和恰当的治疗知识，或者错过了真正的诊断。甚至，一些医生可能不相信存在 DGBI，只是对症治疗，对基于病理生理学机制来指导治疗缺乏清晰的了解。对于所有这些情况，患者可以要求诊治医生提供更多的信息。例如，"医生，您能不能给我一些其他的信息资料来帮助我理解我得了什么病，以及有哪些治疗选择？"医生并非无所不知的专家，但重要的是愿意学习更多的知识。因此，如果他们看上去对某个方面或患者提出的任何问题并不懂，他们最好的回答应该是"这个我不知道，但我会查阅资料，下次给您答复"。

如果您对诊疗仍感到不满意，请记住，神经胃肠病学领域（包括运动障碍和肠－脑互动异常）的研究与日俱增。该领域的许多专家都在大型的医疗中心或大的诊所工作。罗马基金会网站（www.theromefoundation.org）有很多胃肠病学专家成员，他们致力于治疗这些疾病。此外，本书的附录 B 列出了可以为 DGBI 患者提供诊断和治疗的临床机构。

就诊后继续努力

明确期望并设定切实的目标　一旦您诊断明确并制订了治疗计划，您的任务就是设定切实的疾病管理目标，朝着康复的方向前进。有时，这意味着您需要重新设定生活中哪些事情是要优先考虑的。例如，如果以前症状使您无法去观看孩子的体育比赛，您可以将能参加这样的活动设置为一个新目标，并且通过遵照医生建议，如休息、饮食调整、按时服药和减轻压力来实现这个目标。这就意味着，您要优先考虑您自己的健康和家庭，对其他的事情说"不"。为了您的健康，在您的权力和控制范围内对那些不重要的事情说"不"。

开启您的新生活　一旦您与您的医生建立了积极合作的关系，有一个团队来打理您的健康，尝试将注意力集中在生活中对您有意义并能给您带来快乐的关键事情上。与其关注您不能做什么，不如专注您能做什么，找回您对生活的掌控能力和生活常态。

请记住您不是孤军奋战　有很多跟您一样的病友承受类似的痛苦。您的医生是您的合作伙伴，他与您一起战胜疾病；家人和朋友也会帮助您。您不是孤身一人，只要您努力向前走，您就有希望长期保持良好的健康状况。

汤玉蓉　翻译
方秀才　审校

| 第 4 部分 |

医生在做什么或应该做什么

"尽力诊治每位患者胜于关注疾病特征。"

——William Osler（威廉·奥斯勒），1849—1919,

Albaby Med Ass 1899；20：307—309

这部分内容有双重目的。首先，对于患者，需要理解医生在做什么或应该做什么，以及为什么这么做。我们正努力使医生的临床诊断或治疗行为更加透明化，使患者有所预期。这个信息可能同样帮助您理解事情并非总如期望的那样进展顺利。其次，对于医生，需要学习如何更好地诊治肠‑脑互动异常的患者。神经胃肠病领域（如肠‑脑互动异常）作为消化疾病的分支，在概念、诊断和治疗上相对较新。因此，许多不熟悉神经胃肠病概念的初级保健医生，甚至消化科医生，能从我们如何推广应用这个新知识中获益。

诊　　断

首先，医生应该称其为"肠‑脑互动异常"。这个新名词使我们远离二元化的"功能性胃肠病"模式，它使诊断合理化，并提供解释与鉴别这些症状与疾病的科学基础。

其次，医生应采用基于症状的罗马Ⅳ诊断标准，并经济有效地排除具有类似临床表现的其他疾病。这意味着进行适当的体格检查，包括直肠指诊 [59]，开具适当的实验室检查，以及必要时进行 X 线或内镜检查。这些检查能帮助识别具有相似症状但需要应用不同的、更加特异的治疗方法的疾病。例如，腹痛和腹泻是 IBS-D 的特征，但也见于需要限制麦胶饮食的乳糜泻或需要抗炎或免疫抑制治疗的克罗恩病中。医师应用他们的智慧，结合他们的知识、经验和合理判断来分辨何时需要诊断程序，何时应该避免，尤其是不必要的和昂贵的检查 [1]。例如，一个从热带国家旅游归来的年轻患者，出现 1 ～ 2 天的腹部绞痛和腹泻，可能需要进行粪便检查以寻找感染原或仅仅对症治疗，然后医生观察症状是否缓解。

相反，一个长期腹痛和腹泻的老年患者，由于腹痛不能进食而导致体重下降，则需要更多的检查，包含 CT 扫描或内镜检查。同样，症状的类型有助于确定做何种检查。恶心和呕吐需要做胃镜，而下腹痛需要做血液化验、结肠镜，还可能做 CT 扫描。

有经验的医生也会考虑许多其他因素。例如，不管可能的诊断是什么，年龄大于 50 岁的患者应该进行结肠镜检查以筛查结肠癌。当患者的症状是新出现的，或症状的性质和严重程度最近有变化，或既往没做过诊断性检查，明智的医生会选择更多的检查项目。当医生发现指向其他诊断的警报征象或"红旗征"时，他们会要求适宜的检查。警报征象包括体重下降、贫血、便血、炎症性肠病或肿瘤家族史或异常的体检或实验室检查结果。罗马基金会制定了一套指南，也可以说是流程图，医生可以用它来指导他们完成一个复杂的诊断过程[60]。图 29 展示了评估腹痛和排便异常患者的诊断流程[60]。

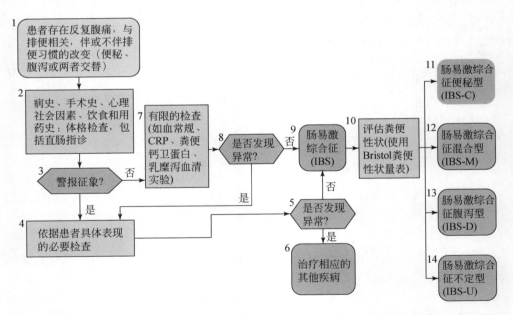

图 29　针对腹痛和排便习惯异常患者的诊断流程图。罗马基金会制定肠－脑互动异常的流程[60]。框 6、9、11 ～ 14 代表诊断。框 3、5、8 代表"是"和"否"的决策路径。框 2、4、7、10 代表诊断检查或治疗方案

[引自：Mearin F，Bowel Disorders，In: Kellow J，Drossman DA，Chang L，et al: Rome IV Diagnostic Algorithms for Common GI Symptoms. 2016，3rd ed. Raleigh（NC）Rome Foundation]

同样重要的是要知道当慢性功能性疾病的患者处于疼痛和痛苦中时，他们可能迫切需要诊断过程来"找出问题所在"。在这种情况下，缺乏经验的医生会执着于二元论模式而感到无助，因为他们不理解问题所在，被迫开具无关的检查以排解漏诊的担忧。几十年前创造的拉丁语词汇"furor medicus"（狂热的医学）[61]反映了在这种情感反应下开具检查和非必要手术的恶性循环。如今，我们有了生物–心理–社会和脑–肠模式的科学，验证了肠–脑互动异常的诊断标准。因此，我们能够逆转这个寻找不确定性的检查循环。提供知识，使肠–脑互动异常合理化，提供适当的教育和安慰，澄清重点不是做进一步的检查，而是以患者为中心的诊疗和疾病管理，从而逆转这一恶性循环，让患者满意。

治　疗

治疗是基于对脑–肠轴失调相关疾病的生物–心理–社会模式的理解。肠–脑互动异常是指动力紊乱、内脏高敏感、黏膜和免疫功能改变、肠道微生态改变、中枢神经系统处理异常导致的疾病[3]。因此，符合肠–脑互动异常罗马Ⅳ诊断标准的患者可能有这些因素的任意组合，产生不同的症状特征。例如，IBS 患者可能因摄入大量 FODMAP 而出现腹胀；腹痛和腹泻与内脏高敏感相关；黏膜和免疫功能改变可能是细菌感染的结果（感染后 IBS）；或由于性虐待或躯体虐待继发创伤后应激障碍，造成中枢性疼痛失调，进而出现焦虑和疼痛。因为临床症状谱和严重程度会随时间改变，有洞察力的医生需要确定这些因素中哪些是单独的治疗靶点，哪些是联合的治疗靶点。一旦启动治疗，需要考虑以下几个原则。

症 状 特 征

症状类型、位置和生理学特性都会影响治疗。因此，便秘症状或 IBS-C 可使用促分泌剂如利那洛肽、普卡那肽或鲁比前列酮治疗，这些促分泌剂通过激活肠道离子通道来增加液体分泌；或使用促动力剂如替加色罗或普芦卡必利治疗，这些促动力剂通过激活 5- 羟色胺受体来增加动力。相反，对于 IBS-D，抗生素如利福昔明可能有效，因为它能恢复微生态平衡。此外，5- 羟色胺能（5-HT$_3$）受体拮抗剂如阿洛司琼或昂丹司琼，或阿片受体混合作用药物如艾沙度林能改变肠道神经递质和受体来治疗腹痛和腹泻。但是，如果腹痛严重，治疗还可能包括使用中枢神经调节剂；如果疼痛局限于直肠（如肛提肌综合征），可使用肛门直肠生物反馈疗法。医生需要确定症状特征（如哪些症状是主要的），由此再确定哪些治疗可能改善症状。

心理社会特征

正如我们在第 1 部分充分讨论的那样：脑－肠轴是理解脑和肠双向关系的基础，也就是说胃肠道症状会影响心理社会状态，反之亦然。医生必须强调慢性疼痛、恶心或呕吐可以导致焦虑和抑郁，并受早期经历、应对方式、社会和家庭因素的影响。相反，心理社会困境，包括焦虑和抑郁共病、重大损失、性虐待或躯体虐待影响疼痛阈值与胃肠道动力。医生通过向患者澄清病因不是单一的，而是多个因素联合参与，就能最大限度减轻患者的病耻感，而病耻感将患者症状归因于应激或心理问题。

这种理解证明了使用脑－肠行为治疗的合理性，如行为认知治疗、肠道导向的催眠和正念冥想治疗[27, 62]。患者参与这些治疗的行动力可预示着成功[27]。最适宜参与脑－肠行为治疗的患者能理解肠－脑互动异常的性质，对改变行为以缓解症状持开放的态度，能将应激、焦虑和症状之间联系起来，也有时间参与治疗。有严重精神疾病或人格障碍的患者，几乎不能理解肠－脑互动关系，他们主要关注"治愈"，不能或不愿参与治疗，可能无法获益。

症状严重程度

严重程度是生物－心理－社会因素的组合，包含患者报告的胃肠道症状和肠外症状、疼痛程度、失能、心理社会障碍、患病相关感知和行为，以及健康相关生活质量[63]。严重程度在选择治疗方面起着重要作用。例如，一个腹痛不频繁、症状轻微、没有其他症状或心理障碍的患者，不太可能就医，可将其归为轻度症状，无须治疗。相反，对于一个严重腹痛，同时患有纤维肌痛和偏头痛、无法工作、抑郁，频繁就诊或要求住院治疗的患者，可将其归为重度症状，需要行为治疗和多种药物治疗。表 4 提供了罗马基金会工作小组制定的指南，经修订后可帮助对肠－脑互动异常严重程度进行分类[63]。以下是轻度、中度和重度症状的分类。这个策略可以使医生优化治疗[15]。

轻度症状　症状轻微或发作不频繁的患者，约占 40%，相对于消化专科，更多患者就诊于初级医疗机构，没有明显的功能损害和心理障碍。患者的症状通常与胃肠功能障碍相关（如呕吐、腹泻和便秘），他们的疼痛轻微，且没有身体其他部位的症状。轻度症状的患者通常没有其他精神疾病，他们的生活质量良好。当然，他们可能会对症状如何影响他们的生活表示担心，会说应激事件可能加重其症状。这类患者没有频繁就医，通常保持良好的健康活动水平。在这类患者中，治疗应该集中在以下方面：

教育　医生应该指出肠－脑互动异常是一种真正的疾病，消化系统对一系列刺激过度应答，如食物、激素改变、药物和应激。疼痛可能是肠道痉挛、拉伸或敏感的结果，能够在腹部任何部位被感知到。它还可能与胃肠道其他功能的影响有关，导致疼痛、恶心、呕吐和腹泻的症状。生理和心理因素相互作用产生症状。

　　安慰　医生应该基于患者的担忧提供适当的保证。安慰应基于科学数据，而非浮于表面。一般来说，如果新的或不同症状出现时，医生应该提供可能的支持。

　　饮食和药物　需要识别造成症状的饮食成分（如乳糖、FODMAP、咖啡因、油腻食物、酒精）和加重症状的药物，减少食（使）用或剔除。

　　中度症状　30%～35%就诊于初级或二级医疗机构的患者报告有中度症状，他们的日常活动会被间歇性中断，如丧失社会功能、误工或误学。他们可能发现症状与诱发事件存在密切关系，如饮食不当、旅游或应激体验。他们的症状（包括腹痛）是中度的，他们比轻度症状的患者存在更多的心理困扰。其他一些躯体疾病或心理障碍可能共存。这类患者可能会失去工作时间或需要限制日常功能。对于这类患者，我们建议进行以下治疗：

　　症状监测　患者可以记录1～2周的症状日记，记录症状的时间、严重程度和伴随因素。这样有助于识别先前未考虑到的诱发因素，如饮食不当或特别的应激因素。然后医生与患者回顾可能的对营养、生活方式或行为有影响的因素。日记能够激励患者参与治疗，随着症状缓解，增加他们对生病的掌控感。

　　针对特定症状的药物治疗　症状发作更加频繁、持续时间更长或更令人痛苦或损害日常功能的患者，往往需要处方药物治疗。如上所述，药物的选择取决于主要症状。一般来说，对于轻度慢性症状者，在饮食或生活方式调整基础上使用处方药物。处方药物也用于急性症状加重期或规律用于控制中重度症状。

　　脑-肠行为治疗　这类心理治疗可考虑用于中重度胃肠道症状或疼痛的患者。如果患者能将症状与应激事件联系起来，这类治疗会更加有效。脑-肠行为治疗包括认知行为治疗、放松、催眠、正念冥想和联合治疗，有助于降低焦虑水平，鼓励促进健康的行为，在患者参与治疗和潜在改善疼痛耐受性时，赋予患者更多的责任感和控制力。

　　重度症状　20%～25%的肠-脑互动异常患者见于转诊机构（相当于国内三级医院——译者注），这部分患者症状严重，甚至小部分有非常严重的持续症状。如本书引言里Byers女士，他们也有相关的心理困境，包括焦虑、抑郁、疾病焦虑、躯体症状障碍或人格障碍，同时他们的日常功能也遭受慢性损害。至少10%的患者丧失工作能力。他们可能曾有明显丧失史或受虐待史，不良的社会支持网络和应对技能，以及"灾难性"思维。对在医疗机构就医经历的回应中，他们可能对自己的状况感到羞耻，否认或拒绝承认心理社会因素在其功能性疾病中的作用。因此，他们可能不愿参与到心理或心理药物治疗中。他们可能会继续寻求诊断性检查来合理解释出现的症状，以及选择作用于肠道的药物治疗。对于这类患者，我们建议进行以下治疗：

医生的诊疗途径　这类患者需要与医生（消化专科医生或初级保健医生）保持延续的医患关系，医生通过定期随诊提供心理社会支持。症状严重的患者不想被放弃，他们与医生的关系有助于他们维持希望。医生通常需要：①基于客观结果实施诊疗措施，而不是对患者要求的回应；②设立现实的治疗目标，比如改善生活质量而不是完全缓解疼痛或治愈；③提供治疗选择，将治疗责任转向患者；④将治疗关注点从治疗疾病转向调整适应和管理慢性疾患；⑤保持诊疗的连续性。

中枢神经调节治疗　如果疼痛是主要特征，三环类抗抑郁药（TCA）如地昔帕明或阿米替林、5- 羟色胺和去甲肾上腺素再摄取抑制剂（SNRI）如度洛西汀通过中枢镇痛作用来控制疼痛。它们同时改善心理障碍。选择性 5- 羟色胺再摄取抑制剂（SSRI），如西酞普兰或氟西汀可能有辅助作用；它们缺乏去甲肾上腺素能作用，缓解疼痛作用较弱，但能帮助减轻焦虑和相应的抑郁。中枢神经调节剂能帮助慢性疼痛、日常功能受损、重度或非典型抑郁、焦虑或惊恐发作的并存症状患者。即使没有抑郁症状，当疼痛为主要的和消耗性症状时，这类药物也有效。临床疗效不满意可能是因为剂量不够或没有根据治疗反应或副作用进行剂量调整。如果单药治疗无效或存在副作用，可使用联合治疗（增强治疗）。中枢神经调节剂使用的更多细节可参考书中其他部分[25]。

脑 – 肠行为治疗　这类心理治疗可能对于严重胃肠道症状患者有帮助，通常与中枢神经调节剂联合对患者进行治疗。医生需要确保患者理解这类治疗的潜在价值，并激励积极参与治疗过程。我的研究显示认知行为治疗改善症状的最强预测因素包括患者相信自己会受益，患者坚持治疗的动力，以及患者与治疗师的关系。治疗方式与治疗中度症状患者相似。然而，还可能包括辩证行为疗法（dialectical behavior therapy，DBT），更适合严重心理障碍的患者，他们需要调节情绪，适应压力和改善人际关系。一些研究提示创伤后应激障碍或早期创伤患者可能受益于眼球运动去敏感化和再处理训练（eye movement desensitization and reprocessing training，EMDR），但仍需进一步验证。

转诊神经胃肠疼痛治疗中心　有很多胃肠诊疗和疼痛治疗中心能够提供多学科途径来管理肠 – 脑互动异常患者。在这些中心，多学科团队致力于管理疼痛，改善应对技巧，以及对失能患者的总体康复。可参考附录 B 获取资源列表。

表 4 列出了确定症状严重程度的参考因素。

表 4　肠－脑互动异常疾病严重程度的临床资料[63, 64]

临床特征	轻度症状	中度症状	重度症状
预计患病率	40%	35%	25%
症状严重程度	低	中	高
生理学因素	胃肠功能障碍为主	胃肠功能障碍和中枢神经疼痛调节功能障碍	中枢神经疼痛调节功能障碍为主
心理社会困境	无和轻度心理障碍	中度心理障碍	严重心理障碍、灾难化、受虐待史
腹痛	轻度，间歇	中度，频繁	严重，非常频繁或持续
肠外症状的数量	低（1～3）	中（4～6）	高（≥7）
健康相关生活质量	良好	一般	差
就医频次	0～1次/年	2～4次/年	≥5次/年
活动受限	偶尔（0～15天）	经常（15～50天）	频繁或持续（>50天）
丧失工作能力的比例	<5%	6%～10%	≥11%

　　图 30 显示了脑－肠对肠－脑互动异常的持续性影响（从轻度至重度）与可能治疗方法之间的关系。三角形显示了疾病的相对患病率。轻度症状的患者最常见，构成了三角形的主要部分，如右侧所示症状更严重的患者较少见（表 4）。图的顶部显示了影响症状严重程度的因素，左侧主要与肠道相关，受饮食不当、动力障碍、感染等影响。右侧显示当病情更严重时，中枢神经系统如何影响症状，与之关联的心理障碍如何影响脑对症状的调节。最后，在图 30 的底部可以看到根据严重程度考虑对应的治疗方式。对于轻度症状，生活方式和饮食调整会有帮助；对于更严重的症状，可以使用神经调节剂和行为治疗。

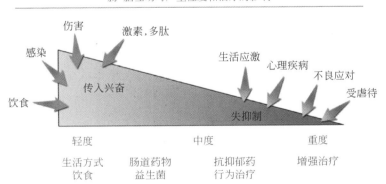

图 30　肠－脑互动异常的严重程度连续谱、影响因素和治疗。传入兴奋与来自肠道的神经信号相关（内脏高敏感）。失抑制是指大脑不能通过肠－脑轴下传神经信号来阻止疼痛信号的向上传递。参考正文获取更多细节

总而言之,肠−脑互动异常的治疗需要多模式途径,包括症状性质、严重程度、是否存在相关的心理社会困境（也叫共病），这些因素如何相互影响。罗马基金会制作了多维度临床资料（multidimensional clinical profile，MDCP），纳入了这些因素，以帮助医生更加个体化地诊治患者[65]。

MDCP 包含如下 5 个部分:

A. 分类诊断（基于症状的标准）

B. 临床表现补充(如 IBS-C、IBS-D、IBS-M、感染后的病因、FODMAP 敏感性）

C. 对日常生活的影响（轻度、中度和重度）

D. 社会心理学表现（如心理疾病、亲人去世、创伤史）

E. 生理学特征和生物标志物 (如有）

MDCP 采用临床病例报告更详细地讲述了这些信息，可以在罗马基金会网站查阅（也可以查阅《罗马Ⅳ：功能性胃肠病多维度临床资料剖析》）。

促进医患沟通的 14 点建议

在第 3 部分，我们详细讨论了沟通的方法来优化医患关系（PDR）。研究显示，医患关系能够提高患者和医生的满意度、治疗的依从性、缓解症状和改善其他健康结局[1, 50]。以下总结了医生在诊治患者中可采用的建议。

1. 努力提高患者满意度和参与度　患者满意度与他们感知到的医生的人文关怀、技术能力、对心理社会因素的关注以及提供相应的医学信息有关。参与度取决于非语言交流：良好的眼神交流、肯定的点头、温和的语调、亲密的人际距离以及创造一种伙伴式的互动。类似这样的问题"这段时间就诊感觉如何？"有助于询问患者，也能够形成关于医患互动质量和患者满意度的有价值的反馈。

2. 通过非指导性、非评判性、以患者为中心的访谈获取病史　这包括积极倾听，同时根据患者的想法、感受和经历进行提问，而不是使用个人或预设的条目。访谈可以从"见到您很高兴，我能帮您什么忙？"开始。这让患者了解到医生有兴趣和有时间进行下面的访谈。

3. 确定患者就诊的直接原因　医生可以问"您今天来就诊的原因是什么？"，然后评估患者的语言和非语言反应。考虑如下可能:

a. 新的疾病或疾病加重的因素（饮食改变、共病、新药物的副作用）；

b. 对严重疾病的个人关注（如近期家人去世）；

c. 个人或家庭应激（如当前或过去的死亡纪念日，或其他至交的去世，受虐待事件或受虐待史）；

d. 精神共病的恶化或进展（抑郁、焦虑）；

e. 日常功能受损（近期无法工作或社交）；

f. "隐秘的企图"，如滥用麻醉剂和泻药、悬而未决的诉讼和残疾索赔。

4. 进行仔细的体格检查和经济有效的辅助检查 良好的体格检查具有治疗价值[47]。

5. 确定患者对生病的理解以及他们所关心的问题 问题可以包括"您认为是什么原因导致了您的症状"和"您对于自己的病情有什么担心或担忧？"患者的回答能帮助医生了解患者的内心想法和感受。

6. 激发患者对症状的理解，并根据患者的观点对疾病进行彻底的解释 例如，医生可能会说："我知道您相信自己存在不明原因的感染，而感染已经过去了，但您的神经受到了影响，所以您感觉感染仍然存在，就像'肢体幻觉'一样"。

7. 确定患者对疗效的预期并做出现实的反应 医生可以说："您觉得我能怎么帮助您？"这为医生提供了机会来确定可实现的预期，并提出一个现实的折中方案。例如，一名患者的疼痛症状已经持续了 20 年，医生可以提出一个更容易实现的目标症状（强度降低 30% 左右），即便有一些疼痛也能恢复工作。

8. 如果可能，提供符合患者理解力的应激与症状关联的信息 许多患者不能或不愿将应激与生病联系起来，但多数患者愿意理解生病可以导致痛苦并影响情绪状态。例如，医生可能会说："我知道您不认为应激会导致疼痛，但您已经提到疼痛十分严重，让人丧失了能力。您认为应激在多大程度上造成了您的情绪困扰？"

9. 设定一致的治疗界限 有时患者关心的问题与最佳诊疗可能并不一致。如果患者要求使用麻醉剂，医生可以说："我特别理解您的疼痛十分严重，但麻醉剂对慢性疼痛并没有帮助，反而可能有害。我将给您一些其他的对长期治疗有帮助的建议。"

10. 让患者参与治疗 医生应该让患者做出选择。例如："我给您提供一些治疗方案供您考虑。药物'A'有'B'的优点和'C'的副作用。药物'B'有'D'的优点和'E'的副作用。我们讨论每种药的利弊，这样您就能做出决定。"

11. 提供解释，帮助患者理解建议 例如，如果患者不愿意使用神经调节剂，认为它们是治疗应激或精神疾病的，医生可以说："是的，我们使用抗抑郁药物来治疗抑郁症，但药物可以有不止一种效果。阿司匹林能够治疗疼痛，也可以治疗心脏病。在这种情况下，药物能够通过阻断脑-肠轴的疼痛通路来减轻疼痛，而且在低于治疗抑郁症的剂量就可以起效。"

12. 建立和维护边界 有时，医生可能会遇到患者频繁地打电话，非预约就诊，超出就诊时间的接诊，或有不切实际的治疗期望。这些可能是因为患者感到绝望或未被倾听，也可能反映出需要解决无效的沟通方式。设立边界的方式不会让患者感到被拒绝或被轻视，并且必须满足医生的接诊需求。例如，如果患者不断提出问题超出就诊时间，医生可以委婉地说："我看出您还有其他关心的重要问题，但我们今天的时间不多了。为了找一个合适的时间，我们在 × 周内再安排一次复诊来妥善解决这些问题。"

13. 帮助建立持续性关系或与初级保健医生建立联系 医生应该这样结束接诊："不管这次治疗结果如何，我们还有其他治疗选择，我也会跟您或您的初级保健医生保持持续的联系。"

14. 结束这次就诊，而非结束诊治 只有在医生问到"我回答了您所有的问题了吗？"之后，才能结束就诊。这让患者能够反思并提出任何最终的疑问；如果就诊过程很恰当，可能就没有最终提问。正如我们所说，患者不想在就诊中被放弃。医生强调他们承诺的最佳的方式是说："记住，无论病情如何发展，我们都将持续共同努力。"

任渝棠　翻译
李晓青　审校

结 论

 我们衷心希望能出版一部内容丰富、令人愉快和具有启发性的书籍。我们尝试打破长期以来的二元论思维的信仰体系，创建一个全新的、迥异的思考方式来理解肠－脑互动异常是如何通过脑－肠轴失调发生的，以及为什么会发生，对其进行分类并作为参考资料。我们也试图传授医患关系中最基础的部分：以患者为中心的诊疗，需要医患协作和共同决策。为了达到这个目标，患者和医生必须学会相互有效地沟通，以实现相互满意和诊疗的目标。我们希望能为您提供实现这一目标的工具。最后，为了契合医患协作的观念，本书由一名患者和一名医生合著而成，患者和医生必须学会合作以实现共同目标。

 我们知道，要改变当前的医疗模式，还需要做更多的工作，至少在新的科学知识方面才刚刚开始。需要更多的努力来改进医学课程，比如纳入 DGBI 的现代科学，设置教授沟通技巧的课程，创建以患者为中心的协作诊疗，将这类知识和方法纳入临床实践，并对临床医生充分利用这些知识和方法提供再学习机会。实施这些计划能够使患者和医生重新通过共同参与来达到双方满意，并改善健康结局。

 罗马基金会（https：//www.theromefoundation.org）已通过建立诊断标准，支持创新性研究，提供高质量的书籍和学习工具以及医生的教育项目，成功地使肠－脑互动异常合理化。Drossman 医疗中心（https：//drossmancare.com）建立了原创性的教学资源，包括视频、研讨会和培训项目，来帮助医生提高临床沟通技能和实现以患者中心的诊疗。如果您愿意帮助我们完成这些工作，请访问我们网站或联系我们以获取更多信息。

任渝棠 翻译

李晓青 审校

参 考 文 献

1. Drossman DA, Ruddy J. Improving patient-provider relationships to improve health care. Clin Gastroenterol Hepatol 2020;18:1417–1426.

2. Drossman DA. History of Functional Gastrointestinal Symptoms and Disorders and Chronicle of the Rome Foundation. In: Drossman DA, Chang L, Chey WD, Kellow J, Tack J, Whitehead WE, eds. Rome IV Functional Gastrointestinal Disorders-Disorders of Gut-Brain Interaction. 4th ed. Raleigh, NC: Rome Foundation, 2016: 549–577.

3. Drossman DA. Functional gastrointestinal disorders: History, pathophysiology, clinical features and Rome IV. Gastroenterology 2016;148:1262–1279.

4. Manning AP, Thompson WG, Heaton KW, et al. Towards positive diagnosis of the irritable bowel. Br Med J 1978;2:653–654.

5. Drossman DA. Functional Gastrointestinal Disorders and the Rome IV Process.In: Drossman DA, Chang L, Chey WD, Kellow J, Tack J, Whitehead WE, eds. Rome IV Functional Gastrointestinal Disorders-Disorders of the Gut-Brain Interaction.4th ed. Raleigh, NC: Rome Foundation, 2016:1–32.

6. Thompson WG, Dotevall G, Drossman DA, et al. Irritable bowel syndrome: Guidelines for the diagnosis. Gastroenterology International 1989;2:92–95.

7. Drossman DA, Thompson WG, Talley NJ, et al. Identification of subgroups of functional bowel disorders. Gastroenterology International 1990;3:159–172.

8. Drossman DA. Functional GI disorders: What's in a name? Gastroenterology 2005;128: 1771–1772.

9. Kroenke K, Mangelsdorff AD. Common symptoms in ambulatory care: Incidence,evaluation, therapy, and outcome. Am J Med 1989;86:262–266.

10. Fox RC. Training for uncertainty. In: Merton R, Reader D, Kendall T, eds. The Student Physician. 1st ed. Cambridge: Harvard University Press, 1957:207–241.

11. Scarry E. The Body in Pain: The Making and Unmaking of the World. New York:Oxford University Press, 1985.

12. Engel GL. The need for a new medical model: A challenge for biomedicine. Science 1977;196:129–136.

13. Drossman DA. Presidential address: Gastrointestinal illness and biopsychosocial model. Psychosom Med 1998;60:258–267.

14. Levy RL, Whitehead WE, Von Korff MR, et al. Intergenerational transmission of gastrointestinal illness behavior. AJG 2000;95:451–456.

15. Drossman DA, Chang L, Chey WD, et al. Rome IV Functional Gastrointestinal Disorders-Disorders of Gut-Brain Interaction. 4th ed. Raleigh, NC: Rome Foundation,2016.

16. Aziz Q, Fass R, Gyawali CP, et al. Esophageal disorders. Gastroenterology 2016;150:1368–1379.

17. Stanghellini V, Chan FK, Hasler WL, et al. Gastroduodenal disorders. Gastroenterology 2016;150:1380–1392.

18. Lacy BE, Mearin F, Chang L, et al. Bowel disorders. Gastroenterology 2016;150:1393–1407.

19. Keefer L, Drossman DA, Guthrie E, et al. Centrally mediated disorders of gastrointestinal pain. Gastroenterology 2016;150:1408–1419.

20. Cotton PB, Elta GH, Carter CR, et al. Gallbladder and Sphincter of Oddi disorders. Gastroenterology 2016;150:1490–1429.

21. Rao SS, Bharucha AE, Chiarioni G, et al. Functional anorectal disorders. Gastroenterology 2016;150:1430–1442.

22. Benninga MA, Faure C, Hyman PE, et al. Childhood functional gastrointestinal disorders: Neonate/toddler. Gastroenterology 2016;150:1443–1455.

23. Hyams JS, Di LC, Saps M, et al. Childhood functional gastrointestinal disorders: Children and adolescents. Gastroenterology 2016;150:1456–1468.

24. Drossman DA, Chang L, Chey WD, et al. Rome IV Functional Gastrointestinal Disorders-Disorders of Gut-Brain Interaction. 4th ed. Raleigh, NC: Rome Foundation, 2016.

25. Drossman DA, Tack J, Ford AC, et al. Neuromodulators for functional GI disorders(disorders of gut-brain interaction): A Rome Foundation Working Team Report. Gastroenterology 2018;154:1140–1171.

26. Murray HB, Juarascio AS, Di Lorenzo C, et al. Diagnosis and treatment of rumination syndrome: A critical review. Am J Gastroenterol 2019;114:562–578.

27. Keefer L, Palsson OS, Pandolfino JE. Best practice update: Incorporating psychogastroenterology into management of digestive disorders. Gastroenterology 2018;154:1249–1257.

28. Heaton KW, O' Donnell LJ. An office guide to whole-gut transit time. Patients' recollection of their stool form. J. Clin. Gastroenterol 1994;19:28–30.

29. Melzack R, Wall P. Gate-control and other mechanisms. In: Melzack R, Wall P, eds. The Challenge of Pain. 2nd ed. London: Pelican Books, 1988:165–193.

30. Ruddy J. From pretending to truly being OK: A journey from illness to health with postinfection irritable bowel syndrome: The patient' s perspective. Gastroenterology 2018;155:1666–1669.

31. Drossman DA. From pretending to truly being OK: A journey from illness to health with postinfection irritable bowel syndrome: The provider's perspective. Gastroenterology 2018;155:1664–1665.

32. Drossman DA. Abuse, trauma and GI illness: Is there a link? Amer J Gastroenterol 2011;106:14–25.

33. Drossman DA, Hu Y, Jia H, et al. The influence of psychosocial factors on health status in patients with functional bowel disorders (FBD). Gastroenterology 2000;118:A398.

34. Grover M, Dorn SD, Weinland SR, et al. Atypical antipsychotic Quetiapine in the management of severe, refractory functional gastrointestinal disorders. Digestive Diseases and Sciences 2009;54:1284–1291.

35. Grunkemeier DMS, Cassara JE, Dalton CB, et al. The narcotic bowel syndrome: Clinical features, pathophysiology, and management. Clin Gastroenterol Hepatol 2007;5:1126–1139.

36. Drossman DA, Morris CB, Wrennall CE, et al. Diagnosis, characterization, and 3-month outcome after detoxification of 39 patients with narcotic bowel syndrome. American Journal of Gastroenterology 2012;107:1426–1440.

37. Heymen S, Scarlett Y, Jones K, et al. Randomized controlled trial shows biofeedback to be superior to pelvic floor exercises for fecal incontinence. Dis. Colon Rectum 2009;52:1730–1737.

38. Chiarioni G, Nardo A, Vantini I, et al. Biofeedback is superior to electrogalvanic stimulation and massage for treatment of levator ani syndrome. Gastroenterology 2010;138:1321–1329.

39. Drossman DA, Ruddy J. Communication skills in disorders of gut-brain interaction. Neurogastroenterology LATAM Reviews 2019;2:1–14.

40. Medicine Io. Crossing the Quality Chasm: A New Health System for the 21st Century. National Academy of Sciences, 2001.

41. Zandbelt LC, Smets EM, Oort FJ, et al. Satisfaction with the outpatient encounter: A comparison of patients' and physicians' views. J Gen Intern Med 2004;19:1088–1095.

42. Zanini C, Sarzi-Puttini P, Atzeni F, et al. Doctors' insights into the patient perspective: A qualitative study in the field of chronic pain. Biomed Res Int 2014;2014:514230.

43. Hoffmann DE, Tarzian AJ. The girl who cried pain: A bias against women in the treatment of pain. J Law Med Ethics 2001;29:13–27.

44. Merz CN. The Yentl syndrome is alive and well. Eur Heart J 2011;32:1313–1315.

45. Drossman DA, Chang L, Schneck S, et al. A focus group assessment of patient perspectives on irritable bowel syndrome and illness severity. Digestive Diseases & Sciences 2009;54:1532–1541.

46. Halpert A. Irritable bowel syndrome: Patient-provider interaction and patient education.J Clin Med 2018;7.

47. Costanzo C, Verghese A. The physical examination as ritual: Social sciences and embodiment in the context of the physical examination. Med Clin North Am 2018;102:425–431.

48. Regula CG, Miller JJ, Mauger DT, et al. Quality of care from a patient's perspective. Arch Dermatol 2007;143:1592–1593.

49. Crossing the Quality Chasm: A New Health System for the 21st Century. Washington(DC), 2001.

50. Drossman DA. 2012 David Sun lecture: Helping your patient by helping yourself:How to improve the patient-physician relationship by optimizing communication skills. American Journal of Gastroenterology 2013:521–528.

51. Drossman DA. Mind over matter in the postinfective irritable bowel. Gut 1999;44:306–307.

52. Barbara G, Grover M, Bercik P, et al. Rome Foundation Working Team Report on post-infection irritable bowel syndrome. Gastroenterology 2019;156:46–58 e7.

53. Zborowski M. Cultural components in responses to pain. J Social Issues 1952;8:16–30.

54. Kleinman A, Eisenberg L, Good B. Culture, illness and care. Clinical lessons from anthropologic and cross-cultural research. Ann Intern Med 1978; 88:251–258.

55. Toner BB, Akman D. Gender role and IBS: Literature review and hypothesis. American Journal of Gastroenterology 1999;95:11–16.

56. Ringel Y, Drossman DA, Leserman JL, et al. Effect of abuse history on pain reports and brain responses to aversive visceral stimulation: An fMRI study. Gastroenterology 2008;134:396–404.

57. Roter DL, Hall JA. Doctors talking with patients/patients talking with doctors: Improving communication in medical visits. Westport, CT: Praeger Publishing,2006.

58. Dimatteo MR, Hays RD, Prince LM. Relationship of physicians' nonverbal communication skill to patient satisfaction, appointment noncompliance, and physician workload. Health Psychol 1986;5:581–594.

59. Wong RK, Drossman DA, Bharucha AE, et al. The digital rectal exam: A multicenter survey of physician and students' perceptions and practice patterns. American Journal of Gastroenterology 2012;107:1157–1163.

60. Kellow J, Drossman DA, et al., eds. Rome IV Diagnostic Algorithms for Common GI Symptoms. Raleigh, NC: Rome Foundation, 2016.

61. DeVaul RA, Faillace LA. Persistent pain and illness insistence: A medical profile of proneness to surgery. Am J Surg 1978;135:828–833.

62. Keefer L, Drossman DA, Guthrie E, et al. Centrally mediated disorders of gastrointestinal pain. Gastroenterology 2016;148:1408–1419.

63. Drossman DA, Chang L, Bellamy N, et al. Severity in irritable bowel syndrome: A Rome Foundation Working Team Report. Am J Gastroenterol 2011;106:1749–1759.

64. Drossman DA. Functional gastrointestinal disorders: History, pathophysiology,clinical features and Rome IV. Gastroenterology 2016;148:1262–1279.

65. Drossman DA, Chang L, Chey WD, et al. Rome IV Multidimensional Clinical Profile for Functional Gastrointestinal Disorders. Raleigh, NC: Rome Foundation,2016.

专 业 术 语

腹膈协同失调（abdominophrenic dyssynergia） 可见腹部膨胀，源于膈肌和腹壁肌肉的异常反射，通常但不总是在餐后发生。腹膈协同失调导致膈肌下降，腹直肌松弛，造成腹胀，与腹腔内气体增多无关。

虐待（abuse） 对情感、性和躯体的威胁或行为，存在施虐者和受害者间的强弱差异。

贲门失弛缓症（achalasia） 食管下段（下食管括约肌）肌肉不能松弛，导致食物无法通过食管进入胃。

警报征象（alarm symptom） 无法用功能性胃肠病解释的症状如发热、出血、贫血、体重下降，或查体发现如腹部包块。

黏膜和免疫功能改变（altered mucosal and immune function） 肠道黏膜和免疫应答的改变，好像"肠漏"。

肛裂（anal fissure） 肛管周围薄而潮湿的组织中的一个小裂口，在排坚硬和大块粪便时出现。

贫血（anemia） 血液中血红蛋白含量低。

肛门镜（anoscopy） 使用硬管镜检查肛门和下部直肠。

抗抑郁药（antidepressant） 主要作用为纠正中枢神经系统中神经递质失衡引发抑郁症的一类药物。在肠－脑互动异常中，抗抑郁药被用于治疗腹痛、恶心和呕吐，以及焦虑和抑郁共病。

腹水（ascites） 腹腔内异常的液体集聚。最常与肝肾疾病或心力衰竭有关。

回避限制性摄食障碍（avoidance restrictive food intake disorder，ARFID） 一种进食障碍，定义为严重限制进食量，直至营养不良。

球囊排出试验（balloon expulsion test） 用以检测不协调性排便。在直肠中放置未充气的球囊，注入 2 盎司（约 50ml）的液体以模拟粪便，然后在私密的环境下患者坐在马桶凳上，要求患者在 2 分钟内排出球囊。如果球囊无法排出，则认为检测异常。

嗳气症（belching disorders） 气体从食管（胃上）或胃部（胃）进入咽喉部的声音，当嗳气过度或造成困扰时才被认为是一种疾病。

胆源性疼痛（biliary pain） 发作性腹痛，位于上腹或中上腹，持续至少 30 分钟，严重时可影响日常活动或导致急诊就诊。

生物反馈疗法（biofeedback treatment） 在生物学过程中利用电子或机械设备来提供视觉和（或）听觉信息（反馈），以指导患者控制这种生物学过程。广义的生物反馈提供身体大肌肉的信息来达到总体放松。肛门直肠生物反馈让直肠肌肉放松。在肛管或直肠内放置压力传感器或做肌电图，以便在模拟排便时向患者提供肌肉活动的反馈。

生物医学模式（biomedical model） 西方医学教育中的生病和疾病模式，有两种假设：①精神和身体分离（二元论）；②生病和疾病起源于单一病因（生物医学简化论）。

生物医学简化论（biomedical reductionism） 所有的疾病都可以简化为单一的病因或生物学原因的观念。

生物 - 心理 - 社会（biopsychosocial） 疾患或疾病起源于生物、心理或社会因素的综合作用的观点。大脑和身体相互作用。

生物 - 心理 - 社会模式（biopsychosocial model） 一种假设疾患或疾病起源于细胞、组织、器官、人际和环境不同层面的共同交互作用的概念模式，将疾病的生物学方面与患者独特的心理学特征相结合，有助于解释具有相同生物学条件的个体之间症状表现的差异。

腹胀（bloating） 腹部不适或胀满感，可伴或不伴有明显的腹部膨胀。

钙卫蛋白检测（calprotectin test） 一项检测肠道炎症的粪便化验，用于炎症性肠病的筛查。

大麻素剧吐综合征（cannabinoid hyperemesis syndrome，CHS） 反复发作的周期性呕吐，在发作形式、持续时间和频率上类似周期性呕吐综合征。呕吐发作出现在长期过量使用大麻后，并在停止使用大麻后停止发作。

灾难化（catastrophizing） 一种无助的想法。灾难化思维倾向于固着在所有可能存在负面结局情形下的最坏的结局（例如乘坐飞机时总认为可能坠机）。

全血细胞计数（complete blood count，CBC）。这项化验有助于检测贫血（红细胞）、炎症（白细胞）和凝血倾向（血小板）。

乳糜泻（celiac disease） 是临床表现类似肠易激综合征的一种疾病，但病因是对麦麸过敏，麦麸是小麦、大麦和黑麦中的一种蛋白质。治疗为减少饮食中的麦麸。

中枢介导的腹痛综合征（centrally mediated abdominal pain syndrome，CAPS） 持续、近乎持续或反复发作的腹痛，通常严重，与肠道功能改变（如进食或排便）无关或很少相关。腹痛不是假装的，也与其他消化疾病无关。慢性和严重的疼痛是最明显的症状。

慢性恶心呕吐综合征（chronic nausea vomiting syndrome） 每周至少 1 日出现恶心（严重到影响日常活动），以及每周至少呕吐发作 1 次。然而，恶心可不伴随呕吐发生。需要排除进食障碍和自我诱发的呕吐，并且检查（包含胃镜）没有发现器质异常的证据。

尾骨痛（coccygodynia） 位于脊柱底部的尾骨内或周围的疼痛。

认知行为治疗（cognitive behavioral therapy，CBT） 心理治疗师采用的多种或系列技术手段，聚焦于改变无助的扭曲认知（如想法、信念和态度）和行为，促进情绪调节和解决目前问题的个人应对策略。认知行为治疗被证实可以成功治疗肠-脑互动异常。

结肠镜（colonoscopy） 内镜检查结肠黏膜以发现息肉或炎症。

结肠息肉（colon polyp） 肠黏膜的异常生长物可进展为癌，其中 ≥ 10mm 的管状腺瘤、任何大小的绒毛状腺瘤或高级别上皮内瘤变，或任何大小的有异形增生的锯齿状腺瘤，更容易出现癌变。

共病（co-morbidity） 同一患者同时存在两种（或两种以上）慢性疾病的状态。

血 C 反应蛋白检测（C-reactive protein blood test） 通过血液检测机体的炎症。

克罗恩病（Crohn's disease） 一种慢性炎症性肠道疾病，特征为结肠或小肠出现炎症或溃疡，可能并发出血、梗阻或感染。在腹痛或腹泻患者中诊断功能性肠病时需要排除该病。

周期性呕吐综合征（cyclic vomiting syndrome，CVS） 一种功能性胃十二指肠疾病，特征为间断发作的固定模式的剧烈恶心和呕吐（每日最多 30 次），每年可发作数次，持续一周或以上，在发作间期没有恶心和呕吐。

排粪造影（defecography） 一项 X 线或 MRI 技术，排便前和排便中提供直肠和盆底解剖及功能的详细影像信息。

肠-脑互动异常（disorder of gut-brain interaction，DGBI） 以前称之为功能性胃肠病。肠-脑互动异常更适合定义这类涉及脑-肠轴失调的疾病。这类疾病的患者可能存在内脏高敏感、黏膜免疫功能改变、菌群改变或中枢失调。

憩室炎（diverticulitis） 结肠憩室的感染或发炎。

吞咽困难（dysphagia） 吞咽困难不伴吞咽疼痛。

不协调性排便（dyssynergic defecation） 一种功能性肛门直肠疾病，原因是盆底的不恰当或反向收缩导致了肛提肌（耻骨直肠肌）无法松弛，伴排便费力和排出困难。

排空指数（ejection fraction，EF） 以百分比表示，测量的是胆囊收缩排空的程度。排空指数小于 40%，提示功能性胆囊疾病。

经验价值（empiric value）　基于实际体验而非科学证据。

肠疝（enterocele）　小肠袢下降至盆腔，排便用力时向阴道内膨出。可能造成疼痛、胀满感和（或）排便梗阻感。

嗜酸性粒细胞食管炎（eosinophilic esophagitis，EoE）　一种与嗜酸性粒细胞相关的慢性食管炎症疾病。可能与饮食或过敏相关。

嗜酸性粒细胞（eosinophils）　一种炎症性细胞，在过敏或寄生虫感染时增多，在嗜酸性粒细胞食管炎和某些功能性消化不良患者中增多。

上腹痛综合征（epigastric pain syndrome，EPS）　功能性消化不良的一种亚型，特征是上腹痛或烧灼感，可与进餐相关或无关。

食管胃连接部（esophagogastric junction，EGJ）　远端食管和胃贲门上部之间的区域，是下食管括约肌所在的部位。食管下括约肌的收缩保护食管避免酸的损伤。胃食管反流病的下食管括约肌力量弱，导致食管炎。

食管痉挛（esophageal spasm）　食管收缩增强，可通过钡餐透视或食管测压检查。

病因学（etiology）　疾病或状态的起因、一系列起因或起病方式。

过度胃上嗳气（源自食管）（excessive supragastric belching）　过度嗳气，每周 3 日以上出现，将空气吞入食管后再用力嗝出。

过度胃嗳气（源自胃）（excessive gastric belching）　过度嗳气，每周 3 日以上出现，将空气吞入胃内再用力嗝出。

粪便弹性蛋白酶（fecal elastase）　一项粪便化验，检测胰腺功能不全导致的腹泻。胰腺分泌弹性蛋白酶，因此胰腺功能不全时弹性蛋白酶水平减低。

大便失禁（fecal incontinence）　反复发作的无法控制的粪便流出，病程至少 3 个月。

佯装（feigned）　故意伪装。

纤维肌痛（fibromyalgia）　一种慢性疾病，特征是广泛的肌肉骨骼疼痛、乏力和局部区域压痛。

功能性腹胀/腹部膨胀（functional abdominal bloating/distension）　一种功能性肠病，特征是反复发作的腹胀或腹部膨胀，平均每周至少 1 日出现，且较其他症状突出。按照罗马标准进行诊断前，需排除其他 DGBI。

功能性肛门直肠疼痛（functional anorectal pain）　一种功能性肛门直肠疾病，特征是肛门直肠区域的疼痛，主要通过疼痛时间和是否存在肛门直肠触痛进行鉴别。

功能性胆管 Oddi 括约肌疾病［functional biliary sphincter of Oddi（SO）disorder］　一种功能性胆管疾病，特征是胆源性疼痛，伴随肝酶异常或胆管扩张（两者并非同时），并没有发现结石或其他结构异常。通常有胆囊切除的手术史。

功能性胸痛（functional chest pain） 一种功能性食管疾病，特征为反复发作的、无法解释的胸骨后疼痛而非烧心，但被认为与食管相关。需要通过医学评估或心脏诊断性检查排查心脏疾病。

功能性便秘（functional constipation） 一种功能性肠病，特征是排便困难、排便次数少或排便不尽。可出现腹痛或腹胀，但并不是主要症状（如 IBS-C）。

功能性排便障碍（functional defecation disorders，FDD） 一种功能性肛门直肠疾病，也被称为盆底失协调。其特征是频繁地过度用力排便，排便不尽感，经常需要手法辅助排便。在排便时，盆底肌肉收缩而非松弛，或没有足够的力量（推进力）排便。

功能性腹泻（functional diarrhea） 一种功能性肠病，特征是至少超过 25% 的时间排松散或水样便，不伴有明显的腹痛或令人烦恼的腹胀。需要排除符合 IBS-D 诊断的患者。

功能性消化不良（functional dyspepsia） 一种功能性胃十二指肠疾病，存在如下任何一种症状：餐后出现胃内食物滞留的不适感（"餐后饱胀"）；刚进食即有胃被迅速充盈的不适感（"早饱"）；中上腹区域的主观的强烈疼痛（"上腹痛"）和（或）令人不适的中上腹发热感。这些症状严重影响日常活动。

功能性吞咽困难（functional dysphagia） 一种功能性食管疾病，特征是感到固体和（或）液体食物黏住、卡住或通过食管异常。

功能性胆囊疾病（functional gallbladder disorder） 一种功能性胆囊疾病，特征是胆源性疼痛，不伴有胆囊结石或其他结构病变。可依据排空指数降低来作出诊断。

功能性烧心（functional heartburn） 一种功能性食管疾病，特征是胸骨后烧灼不适或疼痛（如烧心），与酸反流增加无关。对抑酸治疗无效，也不是胃食管反流病或动力障碍等其他结构性疾病所致。

功能性胰管 Oddi 括约肌疾病（functional pancreatic SO disorder） 一种功能性 Oddi 括约肌疾病，特征为胆源性的疼痛，与胰管内压力增高导致胰腺炎症和胰酶增高相关。可通过内镜下括约肌切开来治疗。

异位胃黏膜斑（gastric inlet patch） 一种先天性异常，胃黏膜异位于上食管括约肌远侧（即食管入口处）。

胃十二指肠疾病（gastroduodenal disorders） 肠 - 脑互动异常中的一类疾病，症状源于胃和十二指肠（第一组小肠，与胃相连）。

癔球症（globus） 一种功能性食管疾病，特征为咽喉部持续或间断的非痛性肿物感或异物感，偶尔感觉到在胸骨切迹上方的中线。

肠道微生态（gut microbiota） 肠道中的微生物群。

幽门螺杆菌感染（*H. pylori* infection） 幽门螺杆菌是一种在胃内造成炎症和溃疡的细菌，可产生与功能性消化不良一致的症状。如果发现，可使用抗生素根除。

便血（hematochezia） 通过肛门排出鲜红色血。

肠梗阻（ileus） 肠道失去了正常的蠕动或收缩，其原因为动力障碍性疾病如假性梗阻、腹部手术后或服用某些减慢动力的药物。

排便推进力不足（inadequate defecatory propulsion） 一种肛门直肠疾病，特征为直肠推进力不足，妨碍正常排便。

腔内阻抗（intraluminal impedance） 一种通常与pH（酸）联合进行监测的检查方法，用以评估烧心。该检查方法是基于食团通过导管上配对的金属环时，测量交流电的电阻的变化。

肠易激综合征（irritable bowel syndrome，IBS） 一种功能性肠疾病，特征为反复发作的与排便相关的腹痛，伴有便秘、腹泻或两者交替；可能出现腹胀和腹部膨胀。IBS亚型IBS-C、IBS-D、IBS-M、IBS-U由异常的粪便性状出现的相对频率来区分。

肛提肌综合征（levator ani syndrome） 一种肛门直肠疾病，特征是直肠疼痛，通常被描述为模糊、钝痛或直肠高压感，持续30分钟或更长时间，坐位较立位或卧位症状重。体格检查时，当医生按压盆底肌（向后牵引肛提肌）时出现触痛。需排除盆底其他结构性疾病。

脂肪酶检测（lipase test） 一种血液测试，测量血中由胰腺产生的脂肪酶。它是一种基于血中脂肪酶升高来诊断胰腺炎的方法。

测压（manometry） 肛门直肠测压（anorectal manometry，ARM）测量模拟排便时的肛管和直肠压力以及EMG（肌电图）电活动。正常情况下，直肠内压力增高伴随肛管松弛。异常表现为模拟排便时直肠或肛门括约肌压力不恰当增高或松弛不全。

微生态（microbiota） 生存在特定环境中的所有微生物（细菌、酵母菌、真菌、病毒），也被称为微生物组。

身心二元论（mind-body dualism） 由勒内·笛卡儿（René Descartes）在17世纪提出的概念，它促进了身心分离。在西医中，这个概念导致将"器质性"（即结构性疾病）或"功能性"（即非结构性疾病）进行区分，并促使将肠-脑互动异常误解为精神疾病或非真实存在的。这个概念受到生物-心理-社会模式的挑战。

动力障碍（motility disturbance or dysmotility） 以胃肠道运动异常为特征的

一类疾病。

麻醉剂肠道综合征 / 阿片引起的胃肠道痛觉过敏（narcotic bowel syndrome, NBS/opioid-induced GI hyperalgesia）　一种中枢介导的胃肠道疼痛病，特征为腹痛发生（或加重）与持续用或增加阿片类药物剂量相关。其他医学诊断不能解释这种疼痛。当停止使用阿片类药物时，腹痛可改善或缓解。

恶心（nausea）　反胃感，想要呕吐的不愉快的感觉，这种感觉通常在胃正上方的上腹部或咽喉部被感知。

恶心和呕吐症（nausea and vomiting disorder）　慢性恶心和呕吐综合征（chronic nausea and vomiting disorder，CNVS）是一种功能性胃十二指肠疾病，与慢性恶心、呕吐或两者相关。

神经可塑性（neuroplastic）　神经细胞存在可塑性特征，提示它们能生长（神经发生）和减少（神经退行性变）。

吞咽痛（odynophagia）　吞咽时出现疼痛。

阿片引起的便秘（opioid-induced constipation）　当开始使用阿片类、改变或增加阿片类剂量时新发生或加重的便秘。

完美食品症（orthorexia）　一种病态的思想，认为某些食物会引起不想要的症状或损害健康，从而限制食物摄入。

胆胰疾病（pancreaticobiliary disease）　涉及胆囊、胆管和胰腺的疾病。

病理生理学（pathophysiology）　医学疾病发生的方式和原因的生理学解释。

医患关系（patient-doctor relationship）　对此概念理想化的解释是，人际行为会强化或削弱相互沟通、满意度和信任度。积极的医生行为特征是共情、尊重和积极关注。

盆底（pelvic floor）　与人体直肠和泌尿生殖区域相关，由肛提肌、尾骨肌的肌纤维，以及覆盖盆底下方的相关结缔组织构成。盆底将上面的盆腔和下面的会阴区域分开。为了适应产道，女性的盆腔比男性大，盆底往往被认为是女性的解剖结构，但是男性也有同样的盆底。

蠕动（peristalsis）　肠道或其他腔道肌肉的不自主收缩和舒张，产生波浪状运动，推动内容物向前通过消化道。

息肉综合征（polyposis syndrome）　一种遗传性疾病，与消化道发生息肉[最常见于结肠和（或）直肠]危险性增加相关。息肉是正常组织生长形成的隆起。顾名思义，可能发生各种息肉。

餐后不适综合征（postprandial distress syndrome，PDS）　为功能性消化不良的一种亚型。其特征为进餐后迅速出现的过度饱胀不适感或过早出现饱胀感，以至于不能吃完正常一餐量的食物。PDS 的特征是仅由进食诱发的症状。

体位性心动过速综合征（postural orthostatic tachycardia syndrome，POTS）是一种功能性血管疾病，通常与某些肠-脑互动异常相关，表现为坐起或站起后心率或血压的异常增高，典型症状包括头晕和晕厥，与自主神经功能失调相关。

痉挛性肛门直肠疼痛（proctalgia fugax）　一种功能性的肛门直肠疾病，特征为直肠区域反复发作的疼痛，持续数秒至数分钟（最多30分钟），然后完全消失。疼痛通常局限于直肠，被描述为痉挛样、啃咬样、隐痛或刺痛，程度可能从不舒服到难以忍受。

质子泵抑制剂（proton pump inhibitor）　用于减少胃酸分泌的药物，如奥美拉唑、艾司奥美拉唑和泮托拉唑。

假性梗阻（pseudo-obstruction）　是由神经或肌肉病变所致，肠道不能正常收缩来推动食物、液体或气体通过肠道。症状包括痉挛、腹痛、恶心、呕吐、腹胀、便秘，偶尔有腹泻。

直肠脱垂（rectal prolapse）　直肠黏膜通过肛门脱出。

直肠肛门反射（rectoanal reflex）　直肠肛门抑制反射（rectoanal inhibitory reflex，RAIR）是扩张直肠时肛门内括约肌随之出现的一过性不自主松弛。当出现松弛障碍时，称之为不协调性排便。

直肠前突（rectocele）　直肠和阴道之间的壁变薄。直肠前突发生于多次阴道分娩或手术导致壁变薄，反复用力排便致腹腔压力增高，将直肠壁推入阴道区域。

反流高敏感（reflux hypersensitivity）　内镜和pH检查正常但仍有烧心和胸痛，症状在酸进入食管时出现。这不是胃食管反流病，因为食管pH检测显示没有酸的增加，但发现食管对酸更敏感。

胸骨后（retrosternal）　位于胸骨或胸骨后方。

罗马标准（Rome criteria）　指定满足最小数量的症状列表来诊断肠-脑互动异常。诊断标准随时间推移和研究进展而变化。罗马Ⅳ是目前的标准。

反刍综合征（rumination syndrome）　一种功能性胃十二指肠疾病，特征为将刚刚吃进的食物反复毫不费力地反入口腔，然后再咽下或吐出。反刍前没有干呕，反刍的食物也没有变酸。

骶神经刺激（sacral nerve stimulation）　一种植入性器械，通过放置于骶神经附近的电极（细导线）产生温和的电流脉冲。这项技术与起搏器类似，但它不是调节人的心率，而是刺激肠道、括约肌和膀胱肌肉使其正常工作。常用于治疗大便失禁。

饱腹感（satiation）　进食后饱的感觉。

核素显像（scintigraph）　也称为伽马射线扫描，是核医学的一种诊断检查，使用放射性同位素的标记药物，被靶器官或组织摄取（放射药物学），其发射的伽马射线被外置的传感器（伽马相机）捕获，以X线成像类似的过程形成二维图像。

核素显像检查（scintigraphic test） 一项胆囊收缩素刺激后胆囊核素显像评估胆囊慢排空（cholecystokinin-cholescintigraphy，CCK-CS），静脉注射锝-99m（^{99m}Tc），经胆道排泌并在胆囊里浓缩。^{99m}Tc从胆囊排出的比例被称为排空指数（EF）。如果EF值低于40%，则诊断成立。

促分泌剂（secretagogues） 一类治疗便秘和IBS-C的药物，能促进液体进入肠腔，增加排便频率，使粪便更松软，也能减少腹胀。

畏食（sitaphobia） 因为不想要的副作用（通常是疼痛）而畏惧进食。

Sitzmarker/Intramarx检查（Sitzmarker/Intramarx test） 该检查是通过摄入包含不透放射线的小标记物的胶囊，来评估其在结肠中移动的速度。胶囊可以一次性吞入，也可3日或5日后每日服用，然后拍摄腹部X片。这项检查最常用于慢性便秘的患者。

夹板固定（splinting） 患者用手指在阴道后壁或阴道和直肠之间向上向后推的一种技术。这会拉直肛门直肠角，使粪便更容易通过。夹板固定通常用于治疗直肠前突的患者。

狭窄（stricture） 体内管腔的异常变窄（如源于炎症、癌症或瘢痕组织形成）。

非特异性功能性肛门直肠疼痛（unspecified functional anorectal pain） 一种肛门直肠疾病，特征类似于肛提肌综合征，但医生在进行直肠指诊时按压肛提肌无触痛。

非特异性功能性肠病（unspecified functional bowel disorder） 一种功能性肠道疾病，其肠道症状（包括腹痛或排便习惯改变）无器质性病因，且不符合肠易激综合征或功能性便秘、腹泻或腹胀/腹部膨胀的诊断标准。

上消化道内镜（upper endocosopy） 一种用带有照相机的细内镜观察食管、胃和十二指肠腔内的检查方法。

迷走神经（vagal nerve） 第十对脑神经，在大脑和身体其他器官（包括胃肠道、心脏和肺）之间传递信息，是一种副交感神经，传出或传入消化器官的信息。

血管迷走反射（vasovagal reflex） 一种异常的反射，可引起如血压急剧下降或腹膈运动失调等；可能与自主神经活动增加有关。

内脏高敏感（visceral hypersensitivity） 肠易激综合征和其他肠-脑互动异常的主要特征之一，在刺激或牵拉肠道时，消化道的神经放电增加。这导致疼痛阈值减低，并解释了为什么肠-脑互动异常患者在进食后出现疼痛。

呕吐（vomiting） 腹壁和胸壁肌肉收缩导致胃肠道内容物经口强力喷出，常伴有恶心。

附录 A 罗马 IV 诊断标准

A. 食管疾病

A1. 功能性胸痛

诊断标准 * *必须包括以下所有条件：*

1. 胸骨后疼痛或不适 **
2. 不伴烧心和吞咽困难等食管症状
3. 无胃食管反流或嗜酸性粒细胞性食管炎导致该症状的证据
4. 无主要的食管动力障碍性疾病 †

* 诊断前症状出现至少 6 个月，近 3 个月符合以上诊断标准，且症状出现频度为至少每周 1 日

** 必须排除心源性胸痛的诊断

† 指贲门失弛缓症 / 胃食管连接部（EGJ）流出道梗阻、弥漫性食管痉挛、jackhammer 食管、蠕动缺失

A2. 功能性烧心

诊断标准 * *必须包括以下所有条件：*

1. 胸骨后烧灼样不适或疼痛
2. 优化的抑酸治疗症状无减轻
3. 无胃食管反流 ** 或嗜酸性粒细胞性食管炎导致该症状的证据
4. 无主要的食管动力障碍性疾病 †

* 诊断前症状出现至少 6 个月，近 3 个月符合以上诊断标准，且症状出现频度为至少每周 2 日

** 酸暴露时间增加和（或）反流相关症状

† 指贲门失弛缓症 / 胃食管连接部（EGJ）流出道梗阻、弥漫性食管痉挛、jackhammer 食管、蠕动缺失

A3. 反流高敏感

诊断标准 * *必须包括以下所有条件：*

1. 胸骨后症状，包括烧心和胸痛
2. 胃镜检查正常，无嗜酸性粒细胞性食管炎导致该症状的证据
3. 无主要的食管动力障碍性疾病 **
4. 有反流事件诱发症状的证据，但 pH 或 pH-阻抗监测显示食管酸暴露正常 †

* 诊断前症状出现至少 6 个月，近 3 个月符合以上诊断标准，且症状出现频度为至少每周 2 日

** 指贲门失弛缓症 / 胃食管连接部（EGJ）流出道梗阻、弥漫性食管痉挛、jackhammer 食管、蠕动缺失

† 对抑酸治疗有效不排除此诊断

A4. 癔球症

诊断标准 [*] *必须包括以下所有条件：*

1. 持续性或间断性的、非疼痛性的咽喉部哽咽感或异物感，体格检查、喉镜检查或内镜检查未发现器质性病变

a. 这种感觉在餐间出现

b. 无吞咽困难或吞咽疼痛

c. 食管近端无胃黏膜异位

2. 无胃食管反流或嗜酸性粒细胞性食管炎导致该症状的证据

3. 无主要的食管动力障碍性疾病 [**]

* 诊断前症状出现至少 6 个月，近 3 个月符合以上诊断标准，且症状出现频度为至少每周 1 日

** 指贲门失弛缓症 / 胃食管连接部（EGJ）流出道梗阻、弥漫性食管痉挛、jackhammer 食管、蠕动缺失

A5. 功能性吞咽困难

诊断标准 [*] *必须包括以下所有条件：*

1. 固体和（或）液体通过食管时有食物黏附、滞留或通过异常的感觉

2. 无食管黏膜或结构异常导致该症状的证据

3. 无胃食管反流或嗜酸性粒细胞性食管炎导致症状的证据

4. 无主要的食管动力障碍性疾病 [**]

* 诊断前症状出现至少 6 个月，近 3 个月符合以上诊断标准，且症状出现频度为至少每周 1 日

** 指贲门失弛缓症 / 胃食管连接部（EGJ）流出道梗阻、弥漫性食管痉挛、jackhammer 食管、蠕动缺失

B. 胃十二指肠疾病

B1. 功能性消化不良 [*]（FD）

诊断标准 [**]

1. 包括以下 1 项或多项：

a. 餐后饱胀不适

b. 早饱不适感

c. 中上腹痛

d. 中上腹烧灼不适

和

2. 无可以解释上述症状的结构性疾病的证据（包括胃镜检查）

* 必须符合 B1a. PDS 和（或）B1b.EPS 的诊断标准

** 诊断前症状出现至少 6 个月，近 3 个月符合以上诊断标准

B1a. 餐后不适综合征（PDS）

诊断标准 *必须包括以下 1 项或 2 项，至少每周 3 日*

1. 餐后饱胀不适（以致影响日常活动）

2. 早饱不适感（以致不能完成平常餐量的进食）

常规检查（包括胃镜检查）未发现可解释上述症状的器质性、系统性或代谢性疾病
的证据

*诊断前症状出现至少 6 个月，近 3 个月符合以上诊断标准

支持诊断的条件

1. 也可存在餐后上腹痛或烧灼感、中上腹胀气、过度嗳气和恶心

2. 呕吐提示其他病症的可能

3. 烧心不是消化不良的症状，但常与本病并存

4. 如症状在排便或排气后减轻，通常不应将其考虑为消化不良的症状

5. 其他个别消化症状或症状群（如 GERD 和 IBS 症状）可与 PDS 并存

B1b. 上腹痛综合征（EPS）

诊断标准 *必须包括以下 1 项或 2 项，至少每周 1 日*

1. 中上腹痛（以致影响日常活动）

2. 中上腹烧灼不适感（以致影响日常活动）

常规检查（包括胃镜检查）未发现可解释上述症状的器质性、系统性或代谢性疾病
的证据

*诊断前症状出现至少 6 个月，近 3 个月符合以上诊断标准

支持诊断的条件

1. 疼痛可因进餐诱发或缓解，或者可发生在空腹状态

2. 也可存在餐后中上腹胀气、嗳气和恶心

3. 持续呕吐可能提示其他病症

4. 烧心不是消化不良的症状，但常与本病并存

5. 疼痛不符合胆囊或 Oddi 括约肌功能障碍的诊断标准

6. 如症状在排便或排气后减轻，通常不应将其考虑为消化不良的症状

7. 其他消化症状（如 GERD 和 IBS 症状）可与 EPS 并存

B2. 嗳气症

诊断标准 *

令人不适的嗳气（以致影响日常活动），源自食管或胃，超过每周 3 日

B2a. 过度胃上嗳气（源自食管）

B2b. 过度胃嗳气（源自胃）

支持诊断标准

1. 观察到频繁、反复的嗳气，支持胃上嗳气

2. 胃嗳气尚无明确的临床关联

3. 必要时需要进行腔内阻抗检测来区分胃上嗳气和胃嗳气

*诊断前症状出现至少 6 个月，近 3 个月符合以上诊断标准

B3. 恶心和呕吐症

B3a. 慢性恶心呕吐综合征

诊断标准* 必须包括以下所有条件：

1. 令人不适的恶心（以致影响日常活动），出现至少每周 1 日和（或）呕吐发作每周 1 次或多次

2. 不包括自行诱发的呕吐、摄食障碍、反食或反刍

3. 常规检查（包括胃镜检查）未发现可解释上述症状的器质性、系统性或代谢性疾病的证据

*诊断前症状出现至少 6 个月，近 3 个月符合以上诊断标准

B3b. 周期性呕吐综合征

诊断标准* 必须包括以下所有条件：

1. 有固定模式的发作性呕吐，呈急性发作，持续时间少于 1 周

2. 最近 1 年内间断发作 3 次，近 6 个月至少发作 2 次、间隔至少 1 周

3. 发作间歇期无呕吐，但可以存在其他的轻微症状

*诊断前症状出现至少 6 个月，近 3 个月符合以上诊断标准

支持点

有偏头痛史或偏头痛家族史

B3c. 大麻素剧吐综合征

诊断标准* 必须包括以下所有条件：

1. 固定模式的呕吐发作，在发作形式、时间和频度上与周期性呕吐综合征类似

2. 在长时间使用大麻后发病

3. 在坚持戒断使用大麻后，呕吐发作减轻

*诊断前症状出现至少 6 个月，近 3 个月符合以上诊断标准

支持点

可能与病态的沐浴行为有关（长时间用热水泡澡或淋浴）

B4. 反刍综合征

诊断标准* *必须包括以下所有条件:*

1. 持续或反复发作地将刚咽下的食物反入口腔中，继之吐出或再咀嚼后咽下

2. 反刍之前无干呕

*诊断前症状出现至少6个月，近3个月符合以上诊断标准

支持条件

1. 毫不费力的反刍之前通常无恶心

2. 反刍物含有可辨认的食物，无异味

3. 反刍物变酸后发作趋于停止

C. 肠道疾病

C1. 肠易激综合征（IBS）

诊断标准*

反复发作的腹痛，近3个月内平均发作至少每周1日，伴有以下2项或2项以上:

1. 与排便相关

2. 伴有排便频率改变

3. 伴有粪便性状（外观）改变

*诊断前症状出现至少6个月，近3个月符合以上诊断标准

IBS 亚型

IBS 亚型诊断标准

主导性排便习惯的判断是基于粪便性状，至少有1次排便不正常的天数*

IBS 便秘型（IBS-C）: > 1/4（25%）的排便为 Bristol 粪便性状1型或2型，且 < 1/4（25%）的排便为 Bristol 粪便性状6型或7型。在流行病学或临床工作中采用:患者报告的不正常排便通常为便秘（如 Bristol 粪便性状量表图中的1型或2型，见下图）。

IBS 腹泻型（IBS-D）: > 1/4（25%）的排便为 Bristol 粪便性状6型或7型，且 < 1/4（25%）的排便为 Bristol 粪便性状1型或2型。在流行病学或临床工作中采用:患者报告的不正常排便通常为腹泻（如 Bristol 粪便性状量表图中的6型或7型，见下图）。

IBS 混合型（IBS-M）: > 1/4（25%）的排便为 Bristol 粪便性状1型或2型，且 > 1/4（25%）的排便为 Bristol 粪便性状6型或7型。在流行病学或临床工作中采用:患者报告的不正常排便通常为便秘和腹泻（参照 Bristol 粪便性状量表，在不正常排便中超过1/4为便秘，超过1/4为腹泻，见下图）。

IBS 不定型（IBS-U）：患者符合 IBS 的诊断标准，但其排便习惯无法准确归入以上 3 型中的任何一型，故称之为不定型。在流行病学或临床工作中采用：患者报告的不正常排便为少见（便秘和腹泻并存）。

在临床药物试验中，建议 IBS 分型应基于至少 2 周的症状日记，以 "25% 为尺度"。

*IBS 分型与排便习惯异常有关（IBS-C、IBS-D 和 IBS-M），评定时患者应停用针对排便异常的药物。

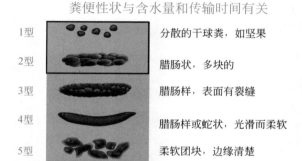

粪便性状与含水量和传输时间有关

1型	分散的干球粪，如坚果
2型	腊肠状，多块的
3型	腊肠样，表面有裂缝
4型	腊肠样或蛇状，光滑而柔软
5型	柔软团块，边缘清楚
6型	软片状，边缘毛糙，或糊状
7型	水样，无固形成分

IBS亚型：区分依靠粪便性状

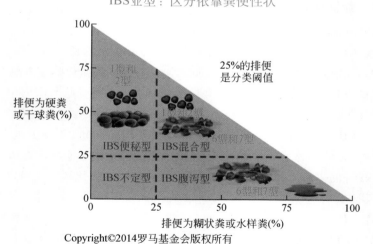

C2. 功能性便秘（FC）

诊断标准 [*]

1. 必须包括下列 2 项或 2 项以上 [**]：

a. 1/4（25%）以上的排便感到费力

b. 1/4（25%）以上的排便为干球粪或硬粪（Bristol 粪便性状量表 1 ~ 2 型）

c. 1/4（25%）以上的排便有不尽感

d. 1/4（25%）以上的排便有肛门直肠梗阻 / 堵塞感

e. 1/4（25%）以上的排便需要手法辅助（如用手指协助排便、盆底支持）

f. 每周自发排便少于 3 次

2. 不用泻剂时很少出现稀粪

3. 不符合肠易激综合征的诊断标准

[*] 诊断前症状出现至少 6 个月，近 3 个月符合以上诊断标准

[**] 以研究为目的时，如患者符合阿片引起的便秘（OIC）的诊断标准，不再作出 FC 的诊断，因为难以区分阿片的副作用和其他原因的便秘。但临床医生要注意 FC 和阿片引起的便秘二者可重叠

C3. 功能性腹泻

诊断标准 [*]

25% 以上的排便为松散粪或水样粪 [**]，且不伴有明显的腹痛或腹胀不适

[*] 诊断前症状出现至少 6 个月，近 3 个月符合以上诊断标准

[**] 应排除符合腹泻型肠易激综合征（IBS-D）诊断标准的患者

C4. 功能性腹胀 / 腹部膨胀

诊断标准 [*] *必须同时包括下列 2 项：*

1. 反复出现腹胀和（或）腹部膨胀，平均至少每周 1 日；腹胀和（或）腹部膨胀较其他症状突出 [**]

2. 不符合肠易激综合征、功能性便秘、功能性腹泻或者餐后不适综合征的诊断标准

[*] 诊断前症状出现至少 6 个月，近 3 个月符合以上诊断标准

[**] 腹胀可伴有轻度腹痛以及轻微的排便异常

C5. 非特异性功能性肠病

诊断标准 [*]

肠道症状不能归咎于器质性疾病，也不符合 IBS、功能性便秘、功能性腹泻、功能性腹胀 / 腹部膨胀的诊断标准

[*] 诊断前症状出现至少 6 个月，近 3 个月符合以上诊断标准

C6. 阿片引起的便秘（OIC）

诊断标准

1. 在开始使用阿片、改变剂型或增加剂量过程中新出现的或加重的便秘症状，且必须包括下列 2 项或 2 项以上：

a. 1/4（25%）以上的排便感到费力

b. 1/4（25%）以上的排便为干球粪或硬粪（Bristol 粪便性状量表 1 ~ 2 型）

c. 1/4（25%）以上的排便有不尽感

d. 1/4（25%）以上的排便有肛门直肠梗阻 / 堵塞感

e. 1/4（25%）以上的排便需要手法辅助（如用手指协助排便、盆底支持）

f. 每周自发排便少于 3 次

2. 不用泻剂时很少出现稀粪

D. 中枢介导的胃肠道疼痛病

D1. 中枢介导的腹痛综合征 *（CAPS）

*诊断标准** 必须包括下列所有条件：*

1. 持续或近乎持续的腹痛

2. 与生理行为（如进餐、排便或月经）无关或偶尔有关[†]

3. 疼痛使日常活动的某些方面受限[††]

4. 疼痛不是伪装的（装病）

5. 腹痛不能用其他的结构性疾病、功能性胃肠病，或其他的疾病情况来解释

*CAPS 与合并的心理社会问题有独特的相关性，但尚缺乏一个专门病名用于其诊断

**诊断前症状出现至少 6 个月，近 3 个月符合以上诊断标准

†可能存在一定程度的胃肠功能紊乱

††日常功能应包括工作、性生活、社会 / 消遣活动、家庭生活和自理或照顾他人能力的下降

D2. 麻醉剂肠道综合征 / 阿片引起的胃肠道痛觉过敏

诊断标准 必须包括下列所有条件：

1. 慢性或频繁出现的腹痛 *，急性大剂量或慢性使用麻醉剂治疗

2. 疼痛的性质和强度不能用此前诊断的胃肠疾病 ** 来解释

3. 具备以下 2 项或 2 项以上：

a. 沿用或逐渐加大麻醉剂的用量，疼痛不能完全缓解，甚至加重

b. 减少麻醉剂用量时，疼痛明显加重；加至原剂量时疼痛改善（冲高回落效应）

c. 疼痛发作频率、持续时间和严重程度进行性加重

*必须大多数天数出现疼痛

** 患者可能有结构性疾病的诊断（如炎症性肠病、慢性胰腺炎），但这些疾病的特点或活动性不足以解释患者的疼痛

E. 胆囊和 Oddi 括约肌疾病

E1. 胆源性疼痛

诊断标准

疼痛位于中上腹和（或）右上腹，并符合以下所有条件：

1. 疼痛逐渐加重至稳定水平，持续 30 分钟或更长时间
2. 发作间歇期不等（不是每日发作）
3. 疼痛程度以致影响患者的日常活动或迫使患者急诊就医
4. 与排便的相关性不明显（<20%）
5. 改变体位或抑酸治疗疼痛无明显减轻（<20%）

支持条件

疼痛可以伴有以下表现：

1. 恶心和呕吐
2. 放射至背部和（或）右肩胛下区
3. 半夜痛醒

E1a. 胆囊功能障碍

诊断标准 必须同时包括以下 2 项：

1. 符合胆源性疼痛的诊断标准 *
2. 无胆囊结石或其他结构性疾病

支持标准

1. 胆囊核素显像显示胆囊排空指数低
2. 肝酶、结合胆红素和淀粉酶 / 脂肪酶正常

* 胆源性疼痛的诊断标准：疼痛位于中上腹和（或）右上腹，并符合以下所有条件：①疼痛逐渐加重至稳定水平，持续 30 分钟或更长时间；②发作间歇期不等（不是每日发作）；③疼痛程度以致影响患者的日常活动或迫使患者急诊；④与排便的相关性不明显（<20%）；⑤改变体位或抑酸治疗疼痛无明显减轻（<20%）

E1b. 胆管 Oddi 括约肌功能障碍

诊断标准 必须包括以下所有条件：

1. 符合胆源性疼痛的诊断标准 *
2. 肝酶升高或胆管扩张，但非同时存在
3. 无胆管结石或其他结构性异常

支持标准

1. 淀粉酶 / 脂肪酶正常

2. Oddi 括约肌压力测定异常

3. 肝胆核素显像异常

* 胆源性疼痛的诊断标准：疼痛位于中上腹和（或）右上腹，并符合以下所有条件：①疼痛逐渐加重至稳定水平，持续 30 分钟或更长时间；②发作间歇期不等（不是每日发作）；③疼痛程度以致影响患者的日常活动或迫使患者急诊；④与排便的相关性不明显（<20%）；⑤改变体位或抑酸治疗疼痛无明显减轻（<20%）

E2. 胰管 Oddi 括约肌功能障碍

诊断标准 必须包括以下所有条件：

1. 有记录的反复发作的胰腺炎 [典型疼痛伴淀粉酶或脂肪酶升高 > 正常值 3 倍和（或）急性胰腺炎的影像学证据]

2. 排除了其他病因的胰腺炎

3. 超声内镜检查阴性

4. 括约肌压力测定异常

F. 肛门直肠疾病

F1. 大便失禁

诊断标准 *

年龄至少 4 岁，反复发生不能控制的粪质排出

* 近 3 个月符合以上诊断标准。以研究为目的时，症状出现至少 6 个月，近期大便失禁次数为 2 ～ 4 次，超过 4 周

F2. 功能性肛门直肠疼痛

F2a. 肛提肌综合征

诊断标准 * 必须包括以下所有条件：

1. 慢性或复发性直肠疼痛或隐痛

2. 发作持续 30 分钟或更长时间

3. 牵拉耻骨直肠肌时有触痛

4. 排除其他原因导致的直肠疼痛，如缺血、炎症性肠病、肌间脓肿、肛裂、血栓性痔、前列腺炎、尾骨痛和明显的盆底结构性改变

* 诊断前症状出现至少 6 个月，近 3 个月符合以上诊断标准

F2b. 非特异性功能性肛门直肠疼痛

诊断标准*

符合肛提肌综合征的症状诊断标准，向后牵拉耻骨直肠肌时无触痛

* 诊断前症状出现至少 6 个月，近 3 个月符合以上诊断标准

F2c. 痉挛性肛门直肠疼痛

诊断标准* *必须包括以下所有条件：*

1. 反复发作的位于直肠部的疼痛，与排便无关
2. 发作持续数秒至数分钟，最长时间 30 分钟
3. 发作间歇期无肛门直肠疼痛
4. 排除其他原因导致的直肠疼痛，如缺血、炎症性肠病、肌间脓肿、肛瘘、血栓性痔、前列腺炎、尾骨痛和明显的盆底结构性改变

* 以研究为目时，诊断前症状出现至少 6 个月，近 3 个月符合以上诊断标准

F3. 功能性排便障碍

诊断标准* *必须符合以下所有条件：*

1. 患者必须符合功能性便秘和（或）便秘型肠易激综合征的诊断标准
2. 在反复试图排便过程中，在以下 3 项检查中的 2 项证实有特征性排出功能下降：

a. 球囊逼出试验异常

b. 压力测定或体表肌电图检查显示肛门直肠排便模式异常

c. 影像学检查证实排直肠排空能力下降

* 诊断前症状出现至少 6 个月，近 3 个月符合以上诊断标准

符合功能性排便障碍诊断标准的患者进一步分为 F3a 和 F3b

F3a. 排便推进力不足

诊断标准*

压力测定显示直肠推进力不足，伴或不伴肛门括约肌和（或）盆底肌不协调性收缩**

* 诊断前症状出现至少 6 个月，近 3 个月符合以上诊断标准

** 该检查标准应采用年龄和性别相应的正常值

F3b. 不协调性排便

诊断标准*

肛周体表肌电图或压力测定显示在试图排便过程中，盆底不协调性收缩，但有足够的推进力**

*诊断前症状出现至少 6 个月，近 3 个月符合以上诊断标准

** 该检查标准应采用年龄和性别相应的正常值

G. 儿童功能性胃肠病：婴儿 / 幼儿（0~4 岁）

G1. 婴儿反胃

诊断标准 3 周～ 12 月龄其他方面健康的婴儿，必须包括以下 2 项：

1. 反食每日 2 次或更多次，持续至少 3 周

2. 无干呕、呕血、吸入性肺炎、睡眠呼吸暂停、发育障碍、喂养或吞咽困难或异常体态

G2. 反刍综合征

诊断标准 必须包括以下所有条件，且至少持续 2 个月：

1. 腹肌、膈肌和舌肌的反复收缩

2. 不费力地将胃内容物反入口腔，或吐出，或再咀嚼后咽下

3. 具备以下 3 项或 3 项以上：

a. 发病年龄在 3 ～ 8 月龄

b. 按胃食管反流病和反胃治疗无效

c. 不伴有痛苦的征象

d. 睡眠中和当婴幼儿与周围人交流时不发生反刍

G3. 周期性呕吐综合征

诊断标准 必须包括以下所有条件：

1. 6 个月内发作 2 次或 2 次以上阵发不停地呕吐，伴或不伴干呕，持续数小时至数日

2. 每位患儿有固定的发作模式

3. 发作间隔数周至数月，发作间期可恢复至基线健康状态

G4. 婴儿腹绞痛

诊断标准 以临床为目的，必须包括以下所有条件：

1. 症状开始和停止时婴儿小于 5 月龄

2. 婴儿无明显诱因反复出现的长时间哭闹、烦躁*，或易激惹，看护人无法预防或安抚婴儿

3. 无生长发育受限、发热或病态的证据

* 烦躁（fussing）是指间断地发出难受的声音，属于婴儿"行为"，它不完全等同于哭闹，也不是醒着舒适的样子。婴儿经常在哭闹和烦躁之间波动，因此，在实际工作中难以区分这两种症状。

以临床研究为目的，婴儿腹绞痛的诊断必须符合上述标准，并同时包括以下 2 项：

1. 在研究者或临床人员进行的为期 7 日的电话或面对面访视中，看护人反映婴儿至少 3 日有哭闹或烦躁表现，且每日哭闹加烦躁的时间 ≥ 3 小时

2. 在筛选的婴儿中，至少有 1 次前瞻性 24 小时行为日记证实婴儿 24 小时哭闹加烦躁的时间 ≥ 3 小时

G5. 功能性腹泻

诊断标准　必须包括以下所有条件：

1. 反复出现无痛性排便，每日 4 次或 4 次以上，为大量不成形粪便

2. 症状持续 4 周以上

3. 发病年龄在 6 ~ 60 月龄

4. 若热量摄入足够，不会引起生长发育障碍

G6. 婴儿排便困难

诊断标准　小于 9 月龄婴儿，必须包括以下 2 项：

1. 在成功排出软便或排便不成功前，排便用力和哭闹至少 10 分钟

2. 无其他健康问题

G7. 功能性便秘（FC）

诊断标准　小于 4 岁婴幼儿，在 1 个月内必须包括以下至少 2 项：

1. 排便次数为每周 2 次或更少

2. 有粪便过度潴留史

3. 有排便疼痛或排干硬粪便史

4. 有排粗大粪便史

5. 直肠中存在大团粪块

学会如厕排便的儿童，可采用以下额外标准：

6. 在学会如厕排便后，出现大便失禁至少每周 1 次

7. 有排粗大粪便史，甚至可造成厕所堵塞

H. 儿童功能性胃肠病：儿童 / 青少年（5 岁及以上）

H1. 功能性恶心和呕吐病

H1a. 周期性呕吐综合征

诊断标准　必须包括以下所有条件：

1. 6 个月内有 2 次或 2 次以上剧烈的、持续恶心和阵发性呕吐，持续数小时至数日

2. 每位患者有固定的发作模式

3. 发作间隔数周至数月，发作间期可恢复至基线健康状态

4. 经适度的评估，症状不能归咎于其他疾病情况

H1b. 功能性恶心和功能性呕吐

H1b1. 功能性恶心

诊断标准 * *必须包括以下所有条件：*

1. 以令人不适的恶心为主要症状，出现至少每周 2 次，通常与进食无关

2. 不总是伴随呕吐

3. 经适度的评估，恶心不能完全用其他疾病情况来解释

* 诊断前至少 2 个月符合以上标准

H1b2. 功能性呕吐

诊断标准 * *必须包括以下所有条件：*

1. 呕吐发作平均每周 1 次或更多

2. 无自行诱发的呕吐，不符合进食障碍或反刍的诊断

3. 经适度的评估，呕吐不能完全用其他疾病情况来解释

* 诊断前至少 2 个月符合以上标准

H1c. 反刍综合征

诊断标准 ** *必须包括以下所有条件：*

1. 反复反刍，再咀嚼或吐出，且为：

a. 进食后即发生

b. 睡眠中无症状

2. 反刍前无干呕

3. 经适度的评估，症状不能完全用其他疾病情况来解释；应排除进食障碍。

* 诊断前至少 2 个月符合以上标准

H1d. 吞气症

诊断标准 * *必须包括以下所有条件：*

1. 过度的吞气动作

2. 由于胃肠道气体增加导致的腹部膨胀，白天明显

3. 反复嗳气和（或）排气增加

4. 经适度的评估，症状不能完全用其他疾病情况来解释

* 诊断前至少 2 个月符合上述标准

H2. 功能性腹痛病

H2a. 功能性消化不良（FD）

诊断标准 诊断前症状出现至少2个月，必须包括以下令人不适的症状中1项或多项，至少每月4次：

1. 餐后饱胀感

2. 早饱感

3. 上腹痛或烧灼感，与排便无关

4. 经适度的评估，症状不能完全用其他疾病情况来解释

对FD，现采用以下分型：

H2a1. 餐后不适综合征（PDS）包括餐后饱胀不适或早饱感，以致不能完成平常餐量的进食。支持诊断的条件包括中上腹胀气、餐后恶心或过度嗳气。

H2a2. 上腹痛综合征（EPS）包括以下所有条件：令人不适的（以致影响正常活动）中上腹疼痛或烧灼感，疼痛不广泛，也不放射至腹部其他区域或胸部，在排便或排气后无减轻。支持诊断的条件：①烧灼样疼痛，但不出现在胸骨后部位；②常因进餐诱发或缓解，但也可发生在空腹时

H2b. 肠易激综合征（IBS）

诊断标准* 必须包括以下所有条件：

1. 腹部疼痛至少每月4次，伴有以下1项或多项：

a. 与排便有关

b. 排便频率改变

c. 粪便性状（外观）改变

2. 有腹痛和便秘的患儿，便秘缓解后腹痛无减轻（疼痛随便秘减轻的患儿属于功能性便秘，而非IBS）

3. 经适度的评估，症状不能完全用其他疾病情况来解释

*诊断前至少2个月符合上述标准

H2c. 腹型偏头痛

诊断标准* 发作至少2次，且必须包括以下所有条件：

1. 急性发作性剧烈的脐周、腹中线或弥漫性疼痛，持续1小时或者更长时间（指最重且令人痛苦的症状）

2. 发作间隔数周至数月

3. 疼痛影响正常活动，甚至使患儿丧失活动能力

4. 每位患儿有固定的症状和发作模式

5. 疼痛可伴随以下 2 种或者多种症状：

a. 厌食

b. 恶心

c. 呕吐

d. 头痛

e. 畏光

f. 面色苍白

6. 经适度的评估，症状不能完全用其他疾病情况来解释

* 诊断前至少 2 个月符合上述标准

H2d. 功能性腹痛—非其他特指

诊断标准 *发作至少每月 4 次，必须包括以下所有条件：*

1. 发作性或者持续性腹痛，不只是在生理情况下发作（如进食、月经期）

2. 不符合肠易激综合征、功能性消化不良或腹型偏头痛的诊断标准

3. 经适度的评估，症状不能完全用其他疾病情况来解释

*诊断前至少 2 个月符合上述标准

H3. 功能性排便障碍

H3a. 功能性便秘（FC）

诊断标准 必须包括以下 2 项或 2 项以上，症状出现至少每周 1 次，持续至少 1 个月，不符合肠易激综合征的诊断标准：

1. 年龄至少 4 岁的儿童，排便次数为每 2 次或更少

2. 大便失禁至少每周 1 次

3. 有粪便潴留的被动姿势或过度忍受粪便潴留的病史

4. 有排便疼痛或排干硬粪便的病史

5. 直肠中存在大团粪块

6. 有排粗大粪便史，甚至可造成厕所堵塞

7. 经适度的评估，症状不能完全用其他疾病情况来解释

H3b. 非潴留性大便失禁

诊断标准 年龄至少 4 岁，病史至少 1 个月，必须包括以下所有条件：

1. 在不适当的公共场所排便

2. 无粪便潴留的证据

3. 经适度的评估，大便失禁不能完全用其他疾病情况来解释

方秀才　翻译

附录 B 肠－脑互动异常诊治机构

　　以下列举了诊疗肠－脑互动异常患者的临床机构。我们选择这些机构是基于其可信度、资源和医生的学术声望。以下将各临床机构相应专业按照美国各州和国家的英文名称的首字母顺序进行排序。我们为大家提供了临床专业的名称、网址和医生姓名。

美　　国

北卡罗来纳州－杜伦
Drossman 胃肠病诊所
网址：https：//drossmancare.com/gastroenterology/
医生：Douglas A. Drossman，MD

亚利桑那州－凤凰城
斯科茨代尔－梅奥诊所
网址：https：//www.mayoclinic.org/departments-centers/gastroenterology-hepa-
tology-digestive-care/home/orc-20348202
医生：Lucinda Harris，MD

加利福尼亚州－洛杉矶
加州大学洛杉矶分校，Vatche Tamar Manoukian 消化疾病专科
网址：https：//www.uclahealth.org/gastro/ibs
医疗团队：
Lin Chang，MD
Kirsten Tillisch，MD
Lisa Lin，MD
Lynn Connolly，MD

康涅狄格州－纽黑文
耶鲁大学医学院－耶鲁纽黑文健康中心，功能性胃肠病专业组
网址：https：//www.ynhh.org/services/digestive-health/functional-gastrointestinal
disorders.aspx

医生：Jill Deutsch，MD

佛罗里达州 - 杰克逊维尔
杰克逊维尔 - 梅奥诊所
网址：https：//www.mayoclinic.org/
医生：Brian E. Lacy，PhD，MD

伊利诺斯州 - 芝加哥
西北大学神经胃肠病和肠功能障碍多学科专业组
网址：https：//nm.org/conditions-and-care-areas/gastroenterology /digestive-health-center/functional-bowel-disease-program
医生介绍：https：//nm.org/conditions-and-care-areas/gastroenterology/digestive-health-center/functional-bowel-disease-program/meet-the-downtown-functional-bow-el-neurogastromotility-team
医疗团队：
John Pandolfino，MD（胃肠疾病）
Darren M. Brenner，MD（胃肠疾病）
Amy L. Halverson，MD（结直肠外科）
Sarah E. Quinton，PsyD（行为医学）
Kathryn N. Tomasino，PhD（行为医学）
Sarah Kinsinger，PhD（行为医学）
Anjali U. Pandit，PhD（行为医学）
Bethany Doerfler，MS，RDN（营养学）
Amy Kassebaum，PA-C，RD，MMS（胃肠病学助理）

印第安纳州 - 卡梅尔
印第安纳大学北医院胃肠病门诊
网址：https：//medicine.iu.edu/faculty/4791/shin-andrea
医生：Andrea Shin，MD

马里兰州 - 巴尔的摩
Johns Hopkins 胃肠动力中心
网 址：https：//www.hopkinsmedicine.org/gastroenterology_hepatology/specialty_centers/motility_neurogastroenterology.html

医疗团队：

Ellen Stein，MD　Johns Hopkins 消化科动力团队

Valerie Owen，NP　Johns Hopkins 消化科动力团队

Talia Jackowitz，RN　Johns Hopkins 消化科动力团队

马萨诸塞州 - 波士顿

Beth Israel 医院

网址：https：//www.bidmc.org/centers-and-departments/digestive-disease-center/services-and-programs/ibs-and-functional-bowel-disorders -program/meet-our-team

医疗团队：

Anthony Lembo，MD

Sarah K. Ballou，PhD

密歇根 - 安娜堡

密歇根大学医学院

网址：https：//www.uofmhealth.org/conditions-treatments/digestive-and-liver-health/make-gi-appointment

医疗团队：

William D. Chey，MD，AGAF，FACG，FACP 消化疾病、营养和行为健康项目主管

Megan E. Riehl，PsyD　胃肠心理学家

明尼苏达州 - 罗切斯特

罗切斯特 - 梅奥诊所

网址：https：//www.mayoclinic.org/departments-centers/gastroenterology-hepatology-digestive-care/home/orc-20348202

医疗团队：

Madhu Grover，MD

Jean Fox，MD

密苏里州 - 圣路易斯

华盛顿大学医学院圣路易斯分校胃肠病科

网址：https：//gastro.wustl.edu

医疗团队：

C. Prakash Gyawali　医学教授

Gregory Sayuk　医学和精神病学副教授

Cheryl Richards　医学和精神病学副教授

纽约-纽约城（曼哈顿）

网址：www.lucakmd.com

医生：Susan Lucak，MD

北卡罗来纳州-教堂山

北卡罗来纳大学胃肠病学专业组

网址：https：//www.med.unc.edu/medicine/gi/patient-care/clinical-services/general-gastroenterology-clinic/

医生：Anne Peery，MD

北卡罗来纳州-夏洛特

Atrium 健康胃肠动力门诊

网址：https：//atriumhealth.org/medical-services/specialty-care/other-specialty- care-services/atrium-health-gastroenterology-and-hepatology

医疗团队：

Baharak Moshiree，MD，MS-c

　Atrium 健康胃肠动力中心主管

Mackenzie Jarvis，MPAM，DMSc，PA-C

　内科学讲师，Atrium 健康胃肠病与肝病学系

Jason Baker，PhD

　生理学和动力实验室技术主管

　副教授，Atrium 健康医学和外科学系

Eluse Thakur，PhD

　胃肠心理学家，Atrium 健康工作人员

北卡罗来纳州-温斯顿-塞勒姆

Wake Forest 浸信医学中心，胃肠神经肌肉疾病专业组

医疗团队：

Steven Clayton，MD（食管动力疾病）

Kenneth Koch，MD（胃动力疾病）

Nyree Throne，MD（结直肠动力疾病）

俄亥俄州 - 克利夫兰
都市健康系统，食管和吞咽中心，神经胃肠病和动力专业组
网址：https：//www.metrohealth.org/gastroenterology
医疗团队：
Ronnie Fass，MD
Gengqing Song，MD，PhD
Tanja Barco，APRN-CNP
Buddy Ross

得克萨斯州 - 休斯敦
得克萨斯大学健康科学中心（McGovern 医学院），Hermann- 得克萨斯纪念医院 Ertan 消化疾病中心
网址：http：//www.memorialhermann.org/locations/texas-medical-center/ertan-digestive-disease-center/
医生：Brooks Cash，MD

得克萨斯州 - 休斯敦
休斯敦卫理公会医院
网址：https：//www.houstonmethodist.org/gastroenterology/services/
医生：Eamonn Quigley，MD

美国 - 儿童胃肠病

康涅狄格 - 哈特福德
康涅狄格儿童医学中心
网址：www.connecticutchildrens.org
医生：Jeffrey Hyams，MD

佛罗里达 - 迈阿密
迈阿密大学 / 胃肠动力和腹痛综合中心
网址：https：//pediatrics.jacksonhealth.org/services/pediatric-gastroenterology-hepatology-nutrition/
医生：Miguel Saps，MD

马萨诸塞州－波士顿

波士顿儿童医院，胃肠动力和功能性胃肠疾病中心

网址：http：//www.childrenshospital.org/

医生：Samuel Nurko，MD

北卡罗来纳－教堂山

北卡罗来纳大学儿童医院，儿童胃肠病科，DGBI 专业组

网址：www.uncchildrens.org/uncmc/unc-childrens/care-treatment/gastroenterology-hepatology

医疗团队：

Rose C. Marcus，MD，MSCE　儿童胃肠病学家

Camden E. Matherne，PhD　儿童心理学家

Joni McKeeman，PhD　儿童心理学家

Lisa Richardson，MS，RD　儿童营养师

俄亥俄州－哥伦布

Nationwide 儿童医院，神经胃肠病和动力中心

网址：https：//www.nationwidechildrens.org/specialties/motility-center

医疗团队：

Carlo Di Lorenzo，MD（主管）

Desale Yacob，MD（医疗主管）

Neetu Bali，MD，MPH

Peter Lu，MD，MS

Karla Vaz，MD，Med

Kent Williams，MD

Ashley Kroon Van Diest，PhD

Kim Osborne，DNP

Anita Fouch，DNP

Jody Wall，PA-C

得克萨斯州－休斯敦

得克萨斯儿童医院

网址：

https：//www.texaschildrens.org/departments/pain-medicine

https：//www.texaschildrens.org/departments/neurogastroenterology-and-motility-program

https：//www.bcm.edu/research/labs-and-centers/research-centers/childrens-nutri-tion-research-center/research/labs/pediatric-abdominal-pain

医生：Andrew Chu

国　　际

澳大利亚－悉尼
John Hunter 医院
电子邮件：HNELHD-ReferralCentre@hnehealth.nsw.gov.au
医生：Nicholas Talley，MD，PhD

中国－北京
北京协和医院功能性胃肠病 / 肠－脑互动异常门诊
医疗团队：
柯美云，MD
方秀才，MD
朱丽明，MD
费贵军，MD
李晓青，MD
孙晓红，MD，老年医学
史丽丽，MD，心理医学

比利时－鲁汶
鲁汶大学医院，胃肠病和肝病科
神经胃肠病与动力门诊
网址：https：//www.uzleuven.be/en
医疗团队：
Jan Tack　教授
Tim Vanuytsel　教授
Guy Boeckxstaens　教授
Philip Caenepeel　教授
Joris Arts　教授

Frederik De Clerk　医生

巴西 - 阿雷格里港
医生：Carlos Francisoni，MD

加拿大 - 安大略，多伦多
多伦多大学医疗网络（UHN）胃肠动力门诊
网址：https：//www.uhn.ca/MCC/Clinics/Motility_Clinic
医疗团队：
Louis W. C. Liu，MD，PhD，FRCPC
Yvonne Tse，MD，FRCPC
Colleen Parker，MD，FRCPC

智利 - 圣迭哥
功能性胃肠病 - 消化中心（CEDIF）
网址：www.cedif.cl
医生：Freddy Squella Boerr，MD

印度 - 勒克瑙
Sanjay Gandhi 医学科学研究所胃肠病科，胃肠疾病、功能性胃肠病和胃肠动力专业组
网址：
www.biomedinfo.net
www.spreadhealth.in
医生：Uday Ghoshal

伊朗 - 伊斯法罕
伊斯法罕大学 Al-Zahra 医院，神经胃肠病和动力门诊
医疗团队：
Peyman Adibi　医生，胃肠门诊
Hamid Afshar　医生，心理门诊
Elham Shirzadi　医生，心理门诊
Moghtadaie　医生，Parsian 心理医学中心

以色列－特拉维夫

胃肠专病门诊

网址：https：//www.gastromed.co.il/english/gastromed-english/welcome-to-gastromed/

医生：Ami Sperber，MD，MSPH

https：//www.pro-digestion.com

意大利－博洛尼亚

博洛尼亚大学，S. Orsola 医院，神经胃肠病与动力中心

医生：

Vincenzo Stanghellini 教授，电子邮件：v.stanghellini@unibo.it https：//www.unibo.it/sitoweb/v.stanghellini/cv-en

Giovanni Barbara 教授，电子邮件：giovanni.barbara@unibo.it https：//www.unibo.it/sitoweb/giovanni.barbara/en

意大利－米兰

人类临床研究所

网址：https：//www.humanitas.it/unita-operative/gastroenterologia

医生：Enrico Stefano Corazziari，MD，www.enricocorazziari.it

电子邮件：enrico.corazziari@uniroma1.it

意大利－罗马

Villa Massimo 医疗工作室

Pio XI 疗养院

网址：http：//www.casadicurapioxi.it/medici?764caa40-cafa-4ee6-ab0e-1e712e2781f6

医生：Enrico Stefano Corazziari，www.enricocorazziari.it

意大利－维罗纳

维罗纳大学综合医院，胃肠生理与动力疾病专业组

电子邮件：chiarioni@hotmail.com

医疗团队：

Giuseppe Chiarioni，MD，RFF

Francesca Cidoni，RN

Sandra Rizzi，实验室技术

日本－仙台
日本东北大学医院，身心医学系
网址：http：//www.hosp.tohoku.ac.jp/sinryou/s08_sinryou.html
医疗团队：
Shin Fukudo，MD，PhD
Motoyori Kanazawa，MD，PhD
电子邮件：m-kanazawa@med.tohoku.ac.jp

马来西亚－哥达基纳巴鲁，马来西亚理科大学
肠脑中心
网址：www.mygutbraincenter.com
医疗团队：
Yeong Yeh，MD，PhD
Justin LEE，MD，PhD

墨西哥－墨西哥城
Lomas Altas 诊所
电子邮件：gastrolomas@yahoo.com.mx
医生：Max Schmulson，MD

罗马尼亚－克卢日－纳波卡
Badea 医疗
网址：http：//badeamedica.ro/medici/
医生：Dan L. Dumitrascu 教授，MD，PhD

罗马尼亚－克卢日－纳波卡
尤利乌·哈蒂加努医学和药学院，克卢日县临床医院，第 2 医学部
　网址：https：//scjucluj.ro/index.php/sectii-si-compartimente/sectii-compartimente/
61-medicina-interna-iii
　医生：Dan L. Dumitrascu 教授，MD，PhD

新加坡
胃肠肝病门诊

网址：www.drgwee.com
医生：Kok Ann Gwee，MBBS，MRCP，PhD

瑞典－哥德堡
神经胃肠病专业组
网址：https：//www.sahlgrenska.se/omraden/omrade-6/specialistmedicin/enheter/mag--och-tarmlaboratorium/
医疗团队：
Magnus Simren，MD，PhD
Hans Törnblom，MD

英国－伦敦
神经胃肠病专业组
网址：https：//www.qmul.ac.uk/blizard/research/research-groups/neurogastroen-terology-group/#d.en.420528
医生：
Qasim Aziz 教授，Phd，FRCP
Charles H. Knowles 教授，BChir，PhD，FRCP

英国－诺丁汉
诺丁汉神经胃肠病专业组
网址：https：//nddcbru.org.uk/
医生：Dr. Maura Corsetti

乌拉圭－蒙得维的亚
共和国大学，胃肠病门诊
网址： http：//www.gastro.hc.edu.uy/gastro/
电子邮件： clinicagastrouru@hc.edu.uy
医生：Carolina Olano，MD，MSc，AGAF

心理医学服务团队

罗马基金会胃肠心理医学工作组
网址：https：//romegipsych.org

附录 C　教育产品和资源

电子产品

胃肠小灵通：胃肠临床决策智能工具包是一个基于云的程序，提供网络资源以协助诊断和治疗成人及儿童肠 - 脑互动异常。它结合了罗马 IV 诊断流程和罗马 IV 多维度临床资料剖析（MDCP）。它也包含了完整的儿童患者的诊断和治疗流程，以及一项改进的心理社会评估，包括神经调节剂的使用。

https：//romeonline.org/product/gi-genius-interactive-clinical-decision-tool-kit-logicnets/

书　籍

肠道感受：肠 - 脑互动异常及其医患关系

Douglas A. Drossman，MD，Johannah Ruddy，Med

此书由罗马基金会资助出版，在肠 - 脑互动异常的科学、诊断和治疗方面教育患者和医生，并为患者和医生提供指导来改善医患关系。全书包含 4 个部分：第 1 部分：从概念上理解肠 - 脑互动异常的历史、哲学和科学依据；第 2 部分：肠 - 脑互动异常；第 3 部分：使医患关系最优化；第 4 部分：医生在做什么或应该做什么。

由 Drossman 医疗中心在 2021 年出版（本书中文翻译版由科学出版社在 2022 年出版）。https：//drossmancare.com/gut-feelings-book

罗马 IV，第 1，2 卷：

功能性胃肠病：肠 - 脑互动异常（第 4 版）

Douglas A. Drossman，MD，Lin Chang，MD，William D. Chey，MD，

John Kellow，MD，Jan Tack，MD，PhD，William Whitehead，PhD

罗马 IV 书籍是由国际知名的 117 名该领域的专家和研究者共同撰写，2 卷，共 1500 页，是肠 - 脑互动异常（DGBI）详尽的知识更新。第 1 卷包括神经胃肠病学（基础科学和生理学）的背景章节；药理学；药代动力和药效学；年龄、性别、女性健康和患者观念；肠 - 脑互动的多元文化特征；微生态环境（食物和微生态）的作用；生物心理社会方面的评估和处理。第 2 卷包括从食管至肛门的 33 种成人和 17 种儿童肠 - 脑互动疾病的重要临床信息。对每种 DGBI，提供了流行病学、病理生理学、心理社会方面的信息，以及诊断和治疗的推荐。第 2 卷讨论了所有成人和儿童肠 - 脑互动疾病。本书由罗马基金会在 2016 年出版（本书中文翻译版由科学出版社在 2016 年出版）。https：//romeonline.org/

罗马Ⅳ：常见胃肠道症状诊断流程（第 2 版）

Douglas A. Drossman，MD，Lin Chang，MD，William D. Chey，MD，
John Kellow，MD，Jan Tack，MD，PhD，William Whitehead，PhD

本书着重于如何对所有肠－脑互动异常作出诊断，共八章，基于症状领域以帮助读者理解症状的病理生理学，然后介绍诊断流程。每个流程包括将信息带入临床实践的特征：a）一个与流程相关的病例报告，以演示如何实践临床；b）采用"是－否"决策树方法的彩色图形以做分支决策；c）与每个框相关的信息，详细解释临床决策或诊断评估方法的原因；d）支持临床信息的最新参考。本书由罗马基金会在 2016 年出版（本书中文翻译版由科学出版社在 2018 年出版）。https：//romeonline.org/

罗马Ⅳ：功能性胃肠病多维度临床资料剖析（**MDCP**，第 2 版）

Douglas A. Drossman，MD，Lin Chang，MD，William D. Chey，MD，
John Kellow，MD，Jan Tack，MD，PhD，William Whitehead，PhD

本书指导医生应如何治疗肠－脑互动异常。它涵盖了 70 余种临床疾病，并指导医生理解这类疾病的复杂性和多样性。仅仅作出诊断并不足以确定治疗。例如，一名患者有偶尔的轻微腹部不适和排稀便，并不影响生活，他的治疗与具有同样诊断但腹痛严重、持续和有致残性，以及恐惧离开房间有便失禁的心理障碍的患者的治疗完全不同。本书由罗马基金会在 2016 年出版（本书中文翻译版由科学出版社在 2018 年出版）。https：//romeonline.org/

教 育 资 源

Drossman 医疗中心—美国北卡罗来纳，教堂山

Drossman 医疗中心包含一个教育项目（www.drossmancenter.com）以指导医生和患者进行生物－心理－社会模式的、以患者为中心的医疗以及交流技巧，一个专业的神经胃肠病医疗中心（www.drossmangastroenterology.com）和一个面向有意向扩大教育覆盖面的投资者的项目（www.drossmancare.com/investor-information）。作为访问学者项目的一部分，Drossman 医疗中心接受临床医务工作者参观学习（https：//drossmancare.com/gastroenterology/for-physicians/mentoring-coaching/）。网页提供书面材料、博客、视频和其他学习工具。

获取教育项目和活动的信息或支助请联系 Johannah Ruddy（jruddy@theromefoundation.org）。

罗马基金会 /**Drossman** 医疗中心沟通技巧项目

学习更多关于罗马基金会和 Drossman 医疗中心协作制作教材，并指导改进医患关系。访问罗马基金会的网址，查阅有用的下载文档、视频和其他资料，以帮助患者和医生更好地在诊治中沟通。

索　引